Inhaltsverzeichnis

Einführung

Die Vielfalt der Diätpläne (Keto, Paläo, Flexitarier usw.) kann verwirrend sein. Andererseits kann die proteinsparende modifizierte Fasten-Diät (PSMF) für Menschen, die sie benötigen, kurzfristig für eine schnelle Gewichtsabnahme hilfreich sein. Es ist die Diät, die die meisten Ärzte ihren adipösen Patienten empfehlen. Und während der PSMF-Diät sollten Sie sich regelmäßig von Ihrem Arzt und einem ausgebildeten Ernährungsberater untersuchen lassen.

Ärzte entwickelten zunächst die proteinsparende, modifizierte Schnelldiät, um ihren Patienten dabei zu helfen, schnell Gewicht zu verlieren. Aber in den letzten Jahrzehnten ist es bei denjenigen, die schnell und einfach abnehmen möchten, immer beliebter geworden. Die Effizienz des Plans wurde gelobt, es wurden jedoch Bedenken hinsichtlich seiner Sicherheit und Langlebigkeit geäußert. Das proteinsparende modifizierte Fasten wird genauer untersucht, ebenso wie seine potenzielle Wirksamkeit bei der Förderung der Gewichtsreduktion.

In diesem Buch wird das proteinsparende modifizierte Fasten genauer untersucht, um zu sehen, ob es konstruktiv zur Gewichtsreduktion beiträgt.

Kapitel eins

Sie können die proteinsparende modifizierte Schnelldiät, auch PSMF-Diät genannt, für einen kurzen Zeitraum befolgen, um schnell eine erhebliche Menge an Gewicht zu verlieren. Ärzte raten adipösen Patienten häufig zu einer proteinarmen Ernährung. Ziel der Diät ist es, den Menschen dabei zu helfen, Körperfett und nicht Muskelmasse abzubauen. In einer Studie verloren übergewichtige Menschen über einen Zeitraum von sechs Wochen durchschnittlich 31 Pfund Körperfett, während sie ihre Muskelmasse aufrechterhielten. Diese Diät sollte nur unter Aufsicht eines Arztes oder eines registrierten Ernährungsberaters ausprobiert werden. Da nahezu alle Kohlenhydrate und zusätzliche Fette ausgeschlossen sind, ist diese Diät proteinsparend. Der Großteil der Ernährung besteht aus magerem Fleisch und Geflügel, insbesondere Hühnchen und anderem Geflügel. In dieser Studie verloren übergewichtige Menschen über einen Zeitraum von sechs Wochen durchschnittlich 31 Pfund Körperfett, während sie ihre Muskelmasse aufrechterhielten.

Die PSMF-Diät soll eher den Fettabbau als den Muskelabbau fördern. Eine Studie ergab, dass übergewichtige Erwachsene in nur sechs Wochen durchschnittlich 31 Pfund Körperfett verlieren können, während ihre Muskelmasse gleich bleibt. Es wäre hilfreich, wenn Sie diese Diät nur unter Aufsicht eines Arztes oder eines zertifizierten Ernährungsberaters ausprobieren würden. Da bei dieser Diät fast alle Kohlenhydrate und zusätzlichen Fette eliminiert werden, bleibt Protein erhalten. Huhn und anderes Geflügel, mageres

Fleisch, Fisch und andere Meeresfrüchte machen den Großteil der Ernährung aus. Eine Proteinrestriktion fördert die Gewichtsabnahme, indem sie die Hauptenergiequelle des Körpers von Kohlenhydraten auf Fett verlagert. Wenn Ihr Körper nicht genügend Glukose aus der von Ihnen verzehrten Nahrung aufnehmen kann, baut er Ihr Körperfett zur Energiegewinnung ab. Ketose ist ein anderer Name für diesen Zustand.

Ärzte entwickelten für ihre fettleibigen Patienten die proteinarme Version des Fastens . Im Gegensatz dazu ist seine Attraktivität bei Diätern, die einen schnellen Ansatz zur Kalorienreduzierung suchen, in den letzten Jahrzehnten sprunghaft angestiegen.

Ein kurzer Hintergrund

Das in den 1970er Jahren entstandene PSMF ist ein Abnehmprogramm, das speziell für Erwachsene mit Fettleibigkeit entwickelt wurde. Dieses Ziel besteht immer noch, wurde jedoch auf Diabetes ausgeweitet. PSMF hat großen Einfluss auf die Stickstoffretention, weshalb sich der Schwerpunkt in diese Richtung verlagerte. Darüber hinaus zeigen Untersuchungen, dass der Erhalt der Muskelmasse beim Fasten mit einer regelmäßigen PSMF-Praxis einfacher ist, da sie den Stickstoffhaushalt in den Muskeln verbessert. Dieser Vorteil ist besonders wichtig, da er Menschen mit Diabetes beim Abnehmen hilft und einige diabetische Symptome lindert. Zahlreiche Untersuchungen aus dem Jahr 1976 haben diese Vorteile bestätigt.

Zahlreiche weitere Studien haben dazu beigetragen, den Einsatz von PSMF zu erweitern und unser Wissen über seine Vorteile über den Rahmen dieser Studie hinaus zu vertiefen. Auf dieser Seite sind bereits zahlreiche Forschungsartikel verlinkt. Es gibt jedoch weitere Forschungsergebnisse, die Sie lesen sollten, um ein umfassendes Verständnis der Auswirkungen von PSMF auf den menschlichen Körper zu erhalten. In den frühen 1970er Jahren schlug George Blackburn die Idee eines „proteinsparenden modifizierten Fastens" (PSMF) als intensive Diät zur Gewichtsreduktion vor, die die negativen Auswirkungen von Protein-Kalorien-Mangelernährung und Stickstoffverlusten, die entweder durch akute Erkrankungen oder Hypokalorien verursacht werden, reduzieren soll Diäten bei Patienten mit Adipositas.

Inspiriert durch die „Flüssigprotein"-PSMF-Diät, die im Buch „The Last Chance Diet" von 1976 beschrieben wird, gelangten mehrere Varianten von Flüssigproteindiäten zu Berühmtheit. Im Jahr 1979 berichtete Isner jedoch drei Jahre später von 17 Todesfällen im Zusammenhang mit einer Diät mit sehr minderwertigem flüssigem Protein (VLCD). Der therapeutische Einsatz von PSMF und VLCD wurde aufgrund dieser erheblichen Nebenwirkungen stark in Frage gestellt. Aufgrund der besonderen Herausforderungen, die diese minderwertigen flüssigen Proteindiäten mit sich bringen, betont ein kürzlich veröffentlichter Bericht die Notwendigkeit einer ständigen medizinischen Überwachung während der Fasten- und Nachfütterungsphase.

Dukan-Diät:

Die Dukan-Diät, eine Variante des proteinsparenden modifizierten Fastens, erfreut sich im Vereinigten Königreich bei Frauen unterschiedlicher Körpertypen großer Beliebtheit. Während der Dukan-Diät durchlaufen Sie vier verschiedene Phasen: die Angriffsphase, die Kreuzfahrtphase, die Konsolidierungsphase und die Stabilisierungsphase. Ein Elektrolytungleichgewicht ist eine der vielen möglichen Gefahren der Dukan-Diät.

Wie lässt sich diese Diät beschreiben?

PSMF (proteinsparender modifizierter Ernährungsplan) ist eine kalorienarme Diät, die den Gewichtsverlust unterstützt, ohne Muskelschwund zu verursachen. Der Plan zielt darauf ab, die Proteinaufnahme zu steigern und gleichzeitig den Gesamtkalorienverbrauch zu senken. Darüber hinaus beschränkt die Diät fetthaltige Lebensmittel und raffinierte Kohlenhydrate. Der ursprüngliche Zweck der Diät bestand darin, Übergewichtigen unter Anleitung ihres Hausarztes beim Abnehmen zu helfen.

PSMF-Diät erklärt.

Das proteinsparende modifizierte Fasten (PSMF) ist eine kohlenhydratarme, fettreiche Diät. Schnelles Abnehmen ist das Ziel des extrem kalorienarmen Protein-Sparing Modified Fast (PSMF). Eine „proteinsparende" Diät ist eine Diät, bei der die Muskeln erhalten bleiben und gleichzeitig Fett reduziert wird. Ab den 1970er Jahren begannen Ärzte, die Ernährung als Strategie zu untersuchen, um ihren krankhaft fettleibigen Patienten beim Abnehmen zu helfen. Leider umfasst der Begriff heute eine Vielzahl sehr eingeschränkter Ernährungspläne, von denen viele von Patienten ohne professionelle ärztliche Anleitung befolgt werden. Wie wir sehen werden, gibt es viele Gründe, warum dies eine schlechte Idee ist. Lesen Sie also bitte weiter. Ein PSMF besteht aus zwei Phasen. Die erste, „intensive" Phase dauert vier bis sechs Monate und ist mit strengen Kalorienbeschränkungen verbunden. Die zweite Phase, „Refeeding" genannt, dauert typischerweise zwischen 6 und 8 Wochen und beinhaltet eine langsame, aber stetige Steigerung der Kalorienaufnahme.

Die PSMF-Diät ist in einige verschiedene Phasen unterteilt.

Der PSMF-Rechner kann Ihnen dabei helfen, zu bestimmen, wie viele Kalorien Sie auf jeder Stufe zu sich nehmen müssen. Dieser Teil deckt ausschließlich den Zeitraum intensiver Anstrengung ab. Mehr zur Nachfütterungsphase und ihrer Bedeutung erfahren Sie später.

Während der intensiven Phase sollten Sie nicht mehr als 1.000 Kalorien täglich zu sich nehmen.

Es können nur 800 Kalorien drin sein. Allerdings wird in dieser Phase der PSMF-Diät Protein den größten Teil Ihrer Kalorienaufnahme ausmachen. Falls Sie es nicht kennen: Makronährstoffe sind die Lebensmittel, die den Großteil Ihrer täglichen Kalorien liefern, die Ihr Körper zur Bewältigung seiner vielen Funktionen verwendet. Die wichtigsten dieser Nährstoffe sind Kohlenhydrate, Protein und Fett. Nahrungskohlenhydrate sind die primäre Energiequelle. Protein ist wichtig für den Erhalt starker Muskeln und Fett ist eine konzentrierte Energie, die (in Fettzellen) zur späteren Verwendung gespeichert werden kann.

Bei den meisten Diäten sind die Kohlenhydrat-, Fett- und Proteinanteile ziemlich gleich. Beispielsweise besteht die typische Ernährung hauptsächlich aus Kohlenhydraten, enthält aber auch Proteine. Andererseits bedeutet eine regelmäßige Gewichtsabnahme auch eine Fettreduzierung, was nicht immer die beste Option ist. Andererseits sind bestimmte Fette sehr nahrhaft und können Ihnen echte Vorteile verschaffen, die Sie von keiner anderen Form von Makronährstoffen erhalten.

Aufgrund der extremen Natur der PSMF-Diät werden Sie nicht viele Kohlenhydrate oder Fette zu sich nehmen. Stattdessen wird Ihre Ernährung auf sehr wenige Kohlenhydrate und Fett umgestellt und der Schwerpunkt liegt auf Proteinen. Sie konsumieren Protein, weil es, wie bereits erwähnt, dabei hilft, Muskelschwund zu verhindern. Der Verzehr von 1,2 bis 1,5 Gramm Protein pro Kilogramm Körpergewicht ist die Norm. Beispielsweise würde eine Person mit einem Gewicht von 180 Pfund täglich 97,2 bis 121,5 Gramm mageres Protein zu sich nehmen. Sie dürfen nur 20 Gramm Kohlenhydrate pro Tag zu sich nehmen (weniger als zwei Scheiben Brot) und alles Fett, das Sie aus dem mageren Protein aufnehmen können.

Durch die Einhaltung dieses Plans kann eine Lipolyse induziert werden, die zum Fettabbau und zur Produktion von Ketonen führt. In den ersten zwei Wochen mit PSMF verlieren Sie viel Wasser. Wenn Sie jedoch mit dieser Diät beginnen, können Sie damit rechnen, wöchentlich zwischen 1,5 und 2,0 Kilo (oder 3 bis 6 Pfund) abzunehmen.

Die PSMF-Diät: Menüpläne und Anweisungen

Denken Sie daran, dass es sich beim PSMF (Protein-Sparing Modified Fast) um ein medizinisch überwachtes Fasten handelt, das zur schnellen

Gewichtsreduktion bei dringendem Bedarf entwickelt wurde. Aufgrund der biochemischen Bedenken einer schnellen Ketose, die zu Ketoazidose führt, sowie des möglichen Risikos von Elektrolytstörungen und Dehydrierung werden den Patienten verschiedene Flüssigkeiten und Mineralstoffzusätze, einschließlich Salz und Kalium, verabreicht . Darüber hinaus gehört die regelmäßige Untersuchung von Blutproben zum Programm. Das proteinsparende modifizierte Fasten ist also nicht für den typischen Low-Carb-Diäter geeignet und basiert auch nicht auf einem Trend.

Aufgrund der weit verbreiteten Beliebtheit von PSMF sind jedoch einige ähnliche, aber etwas unterschiedliche proteinrestriktive Diäten entstanden, die sich an den typischen Diätetiker und Muskelaufbau richten. PSMF hat weniger Fett und weniger Kalorien als die proteinsparende Diät eines normalen Bodybuilders. Der PSMF-Diätplan begrenzt die tägliche Kalorienaufnahme auf 400 und 800, fast ohne Kohlenhydrate oder Fette. Bei der PSMF-Diät dürfen Patienten nur etwa zwei Tassen kohlenhydratarmes Gemüse pro Tag zu sich nehmen, zusätzlich zu 170 bis 200 Gramm mageren Proteinmahlzeiten (z. B. Hühnchen, Truthahn und Fisch).

Wie kann ich die PSMF-Diät einhalten?

Sie sind auf 800 Kalorien pro Tag begrenzt. Sie müssen die von Ihrem Arzt empfohlenen Vitamine einnehmen, da Sie mit dieser Diät nicht alle Nährstoffe erhalten, die Sie benötigen. Die PSMF-Diät ist in zwei Phasen unterteilt: die intensive Phase. Die Anfangsphase dieser Diät kann bis zu 6 Monate dauern, Ihr Arzt wird jedoch gemeinsam mit Ihnen den richtigen Zeitrahmen festlegen.

In dieser Phase nehmen Sie pro Tag weniger als 20 Gramm rein pflanzliche Kohlenhydrate zu sich. Pro Kilogramm Körpergewicht nehmen Sie 1,5 Gramm Protein zu sich. Diese Menge wird anhand Ihres idealen Körpergewichts und nicht anhand Ihres tatsächlichen Gewichts berechnet. Sie nehmen nur mageres Eiweiß mit nicht mehr als 3 Gramm Fett pro Portion zu sich.

Was Sie essen

Der PSMF-Diätplan schränkt ein, was Sie essen dürfen. Von einigen ausgewählten Lebensmitteln können Sie nur sehr wenige Portionen essen. Die meisten Lebensmittel, die Sie zu sich nehmen, haben beispielsweise Portionen mit 25 bis 50 Kalorien. Es erweitert zwar die Palette der täglich verzehrten Mahlzeiten, geht aber möglicherweise auf Kosten des Genusses. Sie können während der PSMF-Einnahme immer noch verschiedene Mahlzeiten zu sich nehmen und trotzdem Gewicht verlieren.

Der Verzehr der folgenden Mahlzeiten ist bei der Durchführung einer PSMF-Routine üblich:

- Beispiele für Fische sind Schellfisch, Seezunge, Flunder oder Kabeljau.
- Verzehren Sie Garnelen, Hummer, Muscheln und Jakobsmuscheln in Maßen.
- Fettarmer und fettfreier Cottage-Käse
- Eier – Nur reinweiße Eier
- Vögel: Huhn oder Truthahn ohne Haut
- Körperteile: Leber und ein kleines Stück Niere
- Camembert – fettarme, natriumarme Sorten

- Fleisch, das zerkleinert und von überschüssigem Fett befreit wurde, wie z. B. Huhn oder Schweinefleisch
- Die einzigen guten Lammkoteletts sind die mageren.
- Viel Wasser
- Suppen mit Brühe oder Bouillon sollten nur von Schwindelgefühlen verzehrt werden.

Wenn Sie einem PSMF-Programm folgen, können Sie eine große Auswahl an gesunden Mahlzeiten zu sich nehmen, einschließlich der oben aufgeführten.

Es gibt auch zahlreiche Lebensmittel, die Sie meiden sollten, darunter:

- Alles Fettige
- Getränke mit kohlensäurehaltigem Wasser und Heilkräutern
- Fruchtsäfte
- Milch
- Limonade für Sportler
- Der Begriff „künstlicher Süßstoff" bezieht sich auf eine Vielzahl von Substanzen, darunter Zuckeralkohole, Glukosesirupe und verschiedene Derivate von Maissirup mit hohem Fruchtzuckergehalt.
- Ungesunder, fettreicher Käse
- Gepökelte und geräucherte Rindfleischstücke wie Kielbasa, Bologna, Salami, Peperoni, Spareribs und Wurst
- Mehr als drei Portionen Obst oder kohlenhydratreiches Gemüse
- Alle gängigen Brotstücke da draußen

In bestimmten Phasen der PSMF-Diät haben Sie mehr Spielraum, freier zu essen als in anderen. Wenn Sie beispielsweise versuchen, Gewicht zu verlieren, kann die strenge Phase dazu führen, dass Sie Hühnchen, Truthahn, Fisch und andere Meeresfrüchte sowie magere Fleischstücke verzehren. Zu den kohlenhydratarmen Gemüsesorten gehören Spargel, Brokkoli, Blumenkohl, Karotten, Salat, Pilze und Zucchini. Später werde ich über die Refeed-Phasen sprechen, in denen Ihre Ernährung erhöht wird, um PSMF über längere Zeiträume verträglicher zu machen. Es ist wichtig, sich mit hochwertigen, leckeren Snacks einzudecken, um Langeweile bei der Einhaltung der PSMF-Diät zu vermeiden. Glücklicherweise gibt es viele Möglichkeiten, bestehende Rezepte zu modifizieren, um PSMF-inspirierte Mahlzeiten zuzubereiten. Das Finden von Snacks und Mahlzeiten kann Ihnen helfen, Ihr Programm einzuhalten und eine übermäßige Erschöpfung zu vermeiden.

Makros und Kalorien während eines proteinsparenden modifizierten Fastens

Intensivphase

PSMF-Diäten verbrauchen im strengen Stadium typischerweise weniger als 800 Kalorien pro Tag. Magere Proteinmahlzeiten wie Hühnchen, Eiweiß, Tofu und Fisch sind die Hauptkalorienquellen. PSMF-Patienten nehmen unter professioneller Aufsicht typischerweise zwischen 1,2 und 1,5 Gramm Protein pro Kilogramm Zielkörpergewicht pro Tag zu sich. Beispielsweise würde eine Person, die abnehmen und ein Gewicht von 64 kg erreichen möchte, täglich zwischen 76 und 95 g Protein zu sich nehmen. Die Kohlenhydrataufnahme ist bei dieser Kur stark eingeschränkt und beträgt nur 20–50 Gramm pro Tag. Es handelt sich um etwa zwei Scheiben Brot oder zwei bis drei kleine Früchte. Das einzige verfügbare Fett ist das, das natürlicherweise in Proteinquellen vorkommt. Ersatzfette wie Öle, Salatdressings, Aufstriche usw.

Nachfütterungsphase

Während der Wiederfütterungsphase nimmt die Proteinaufnahme ab, während die Kohlenhydrat- und Fettaufnahme zunehmend zunimmt. Im ersten Monat werden 45 Gramm Kohlenhydrate hinzugefügt; im zweiten Monat werden 90 Gramm hinzugefügt. Ungefähr 40 Gramm Protein pro Tag gehen nach einem Monat verloren. In dieser Phase gibt es keine feste Kalorienobergrenze; Wenn jedoch Kohlenhydrate und Fette hinzugefügt werden, steigt die Gesamtkalorienaufnahme. Während der Nachfütterungsphase können Sie alles essen, was Sie möchten, einschließlich Proteinmahlzeiten, ballaststoffreiches Getreide, Obst, Gemüse und fettarme Lebensmittel. Während der hochintensiven Phase eines PSMF sollten Sie damit rechnen, weniger als 800 Kalorien pro Tag zu sich zu nehmen. Kalorien stammen größtenteils aus Protein, ein kleiner Teil stammt aus Kohlenhydraten und Fett. Während der Wiederfütterungsphase der Diät werden zusätzliche Kohlenhydrate und Proteine zugeführt.

PSMF-Vorhersagen (Protein-Sparing Modified Fast) zur Gewichtsreduktion

PSMF kann zu einer erheblichen Gewichtsreduktion führen. Eine Studie, die viele Diätpläne verglich, kam zu dem Schluss, dass die PSMF-Diät am wirksamsten bei der Steigerung des Stoffwechsels und der Erleichterung der

Gewichtsreduktion war. Leider wurden die beobachteten Verluste nicht thematisiert; Dennoch wurde diese Zahl von vielen Forschern untersucht, die alle vielversprechende Ergebnisse zeigten. Eine Studie analysierte beispielsweise eine große Anzahl von Menschen und stellte fest, dass ein modifiziertes Fasten, das Protein verschonte, zur Gewichtsabnahme wirksam war. Das durchschnittliche Startgewicht der Teilnehmer lag zwischen 310 und 350 Pfund.

Nach den meisten medizinischen Kriterien waren diese Menschen krankhaft fettleibig; Ihr durchschnittlicher Body-Mass-Index lag bei 62,8 %, was bedeutet, dass Fett mehr als zwei Drittel ihres Gesamtgewichts ausmachte. Ein überhöhter Body-Mass-Index wird mit mehreren häufigen Gesundheitsproblemen in Verbindung gebracht, was ihn zu einem ernsten Problem macht. Beispielsweise haben Menschen mit einem hohen Body-Mass-Index ein höheres Risiko, an Herz-Kreislauf-Erkrankungen zu erkranken. Darüber hinaus besteht für sie ein erhöhtes Risiko, an Krebs und anderen schweren Krankheiten zu erkranken. Daher zielte die Forschung darauf ab, nicht nur das Ausmaß des Gewichtsverlusts der Teilnehmer unter PSMF zu beurteilen, sondern auch das Ausmaß, in dem ihr Body-Mass-Index (BMI) sank.

Die meisten Untersuchungen deuten darauf hin, dass ein größerer Gewichtsverlust vorteilhafter ist als ein geringerer. Im Durchschnitt verloren die PSMF-Teilnehmer während des Tests zwischen 20 und 30 Pfund. Der Gewichtsverlust reichte von 10 Pfund für diejenigen am unteren Ende (310 Pfund) bis 20 Pfund für diejenigen am oberen Ende (350 Pfund), mit einem

Gesamtdurchschnitt von zehn Pfund Verlust. Ihre Gesundheit profitierte von der schnellen Gewichtsabnahme . Die Ergebnisse waren hinsichtlich der Reduzierung des Body-Mass-Index viel besser . Der durchschnittliche Body-Mass-Index (BMI) der Teilnehmer sank auf den niedrigen 50er-Wert. Es liegt immer noch über dem Durchschnitt, aber der Trend ist positiv und ermutigend. Diese Verluste treten häufig bei Personen auf, die eine PSMF-Diät einhalten, während Sie möglicherweise größere Reduzierungen erzielen, wenn Sie die Diät länger fortsetzen.

Kann ein PSMF Ihnen beim Abnehmen helfen?

Patienten, die übergewichtig sind und an einer PSMF unter Aufsicht von medizinischem Fachpersonal teilnehmen, erleben manchmal einen erheblichen Gewichtsverlust. Der durchschnittliche Gewichtsverlust während der intensiven Phase liegt jede Woche zwischen 2 und 6 Pfund (0,5 und 3 Kilogramm). Sie können davon ausgehen, dass Sie in den ersten zwei Wochen einer Diät am meisten Gewicht verlieren. Allerdings erreichen die meisten Menschen nach sechs Monaten ein Plateau zur Gewichtserhaltung. Das Befolgen einer extrem kalorienarmen Diät über 12 Wochen führt zu einem durchschnittlichen Verlust von 40 Pfund. Der durchschnittliche Gewichtsverlust bei Männern beträgt 4 bis 5,5 Pfund pro Woche, während der durchschnittliche Gewichtsverlust bei Frauen nur 3 bis 4 Pfund pro Woche beträgt. In einer Studie mit 15 übergewichtigen Personen führte PSMF nach sechs Wochen zu einem durchschnittlichen Fettverlust von 32,1 Pfund (13,9 kg). Noch besser und entscheidender ist, dass in diesem Zeitraum keine Muskelmasse verloren ging.

Das proteinsparende modifizierte Fasten (PSMF) ist eine sehr kalorienarme, eingeschränkte Diät, die Menschen dabei hilft, schnell Gewicht zu verlieren. Dies bedeutet jedoch, dass eine Gewichtszunahme und Ernährungsdefizite möglich sind. Das proteinsparende modifizierte Fasten (PSMF) wurde entwickelt, um die Gewichtsreduktion zu erleichtern und die Muskelmasse intakt zu halten. Der Verzehr von Fett und Kohlenhydraten ist streng begrenzt, wohingegen proteinreiche Mahlzeiten im Vordergrund stehen. Diese Diät schränkt auch die Aufnahme von Kohlenhydraten und Lipiden stark ein. Das in den 1970er Jahren entwickelte PSMF ist ein medizinisch betreutes Programm für Menschen mit Adipositas, die Pfunde verlieren möchten. Allerdings wurden in den letzten Jahren viele Veränderungen in der Ernährung vorgenommen. Allerdings wird es routinemäßig ohne angemessene ärztliche Aufsicht praktiziert.

Im Folgenden sind einige der möglichen Vorteile eines PSMF aufgeführt: Ein PSMF wurde mit verschiedenen gesundheitlichen Vorteilen in Verbindung gebracht, darunter einer Senkung des Cholesterinspiegels und des Blutdrucks, einer besseren Kontrolle des Blutzuckers und dem Schutz vor dem metabolischen Syndrom. Wenn eine PSMF unter der Aufsicht eines medizinischen Experten durchgeführt wird, kann sie sich als gesundes und effizientes Mittel zum Abnehmen zusätzlicher Pfunde erweisen. Allerdings ist die Ernährung sehr einschränkend, kalorienarm und lässt einige lebenswichtige Bestandteile außer Acht. Wenn Sie nicht sorgfältig überwacht werden, kann dies zu Ernährungsmängeln führen. Daher sollten Personen mit Essstörungen in der Vorgeschichte, ältere Menschen, schwangere oder stillende Frauen oder Personen mit einem Body-Mass-Index unter 27 kein PSMF verwenden.

Diejenigen, die an einer PSMF-Therapie teilnehmen, können sich auf mehrere gemeinsame Vorteile freuen. Die Tatsache, dass es sich bei PSMF um eine sehr kalorienarme Diät (VLCD) handelt, ist die Quelle ihrer Vorteile. Das Hauptaugenmerk dieses Diätplans liegt darauf, die Kalorienaufnahme auf ein Defizitniveau zu beschränken und nur eine geringe Menge an Makronährstoffen (z. B. Eiweiß, Fett und Kohlenhydrate) zu sich zu nehmen. Eine proteinsparende, modifizierte Fast-Diät bietet mehrere Vorteile. Daher ist es wichtig, mehr darüber zu erfahren, wenn Sie daran interessiert sind, sie auszuprobieren. In diesem Abschnitt werden die vorteilhaftesten Aspekte dieser Diät besprochen und erklärt, warum sie wichtig sind. Auf jeden Vorteil folgt ein Link zu Forschungsergebnissen, die erklären, warum er für Ihre Gesundheit so wichtig ist.

Mit einem VLCD kann eine schnelle und dauerhafte Gewichtsabnahme erreicht werden. Darüber hinaus weist PSMF diese Eigenschaften auf. Diese strenge Diät hat jedoch Vorteile gegenüber anderen, da sie das zur Verhinderung von Muskelschwund notwendige Protein liefert. Schlimmer noch: Unterernährung ist eine häufige Nebenwirkung vieler kalorienarmer Diäten. PSMF hilft Ihnen dank seines hohen Proteingehalts, eine gesunde Stimmung und einen kräftigen Muskeltonus aufrechtzuerhalten.

Viele Menschen haben Probleme mit ihrem Blutzucker, auch Blutzucker genannt. Menschen, die viele Kohlenhydrate zu sich nehmen, neigen dazu, erhöhte Werte zu haben, was sie unruhig, angespannt und gereizt macht. Glücklicherweise kann Ihnen eine PSMF-Kur dabei helfen, Ihren Blutzucker zu kontrollieren, Ihre geistige Stabilität aufrechtzuerhalten und sogar Angstzustände zu reduzieren. Darüber hinaus kann es dazu führen, dass Ihr Körper nicht zu viel Insulin produziert. Dieser Vorteil erleichtert eine Diät, indem er die Bremsen der Fettverbrennung, die Insulin normalerweise auf den Körper ausübt, beseitigt.

Insulinresistenz tritt häufig bei Menschen auf, die große Mengen an Kohlenhydraten zu sich nehmen. Dieses Problem kann bei der Entstehung von Gesundheitsproblemen wie Typ-2-Diabetes eine Rolle spielen. Glücklicherweise kann PSMF die Insulinempfindlichkeit Ihres Körpers verringern und Ihre Insulinresistenz lindern. Gleichzeitig wird der Insulinspiegel gesenkt, was es Ihrem Körper erleichtert, Fett zu verbrennen und Pfunde zu verlieren.

Zahlreiche Menschen auf der ganzen Welt haben mit niedrigen HDL-Werten zu kämpfen. Ein gesunder Cholesterinspiegel wird durch die Senkung des „schlechten" Cholesterins und die Erhöhung des „guten" Cholesterins erreicht. Die Verwendung von PSMF ist hierfür eine schnelle Methode. Die cholesterinsenkende und herzschützende Wirkung dieser Diät ist völlig unvermeidlich. Dies kann Ihre Anfälligkeit für lebensbedrohliche Herz-Kreislauf-Ereignisse wie Herzinfarkte, Schlaganfälle und mehr verringern.

Viele Menschen leiden unter Bluthochdruck, der ihre Gesundheit beeinträchtigen kann. Die gute Nachricht ist, dass eine PSMF-Diät Ihnen helfen kann, Ihren Blutdruck schnell und effektiv zu senken. Dadurch unterstützt es die Gewichtsabnahme und löst gleichzeitig Plaqueablagerungen in Ihren Blutgefäßen auf, die Ihren Blutdruck erhöhen und Ihr Herz und Ihren Kreislauf zusätzlich belasten.

Für eine längere PSMF-Behandlung sind Nahrungsergänzungsmittel verschiedener Art erforderlich. Diese Pillen sollen Ihrem Körper die Nährstoffe geben, die er durch diesen Diät- und Trainingsplan nicht erhält. Wenn Sie also vorhaben, Ihr Programm eine Weile durchzuhalten, können Sie diese Vitamine einnehmen. Kurzfristig ist es jedoch nicht ganz so wichtig.

Mit den hier bereitgestellten Informationen können Sie die optimalen Nahrungsergänzungsmittel für Ihre Bedürfnisse auswählen. Dennoch werde ich näher erläutern, warum Sie einige dieser Vitamine während der Nachfütterungsphase nicht verwenden sollten. Bitte bedenken Sie vorerst, dass Sie diese Vitamine und Mineralien während der anstrengenden Phasen Ihres PSMF-Programms einnehmen müssen.

Wenn eine PSMF unter der Aufsicht eines medizinischen Experten durchgeführt wird, kann sie ein gesundes und effizientes Mittel zum Abnehmen sein. Die Diät ist jedoch sehr einschränkend, kalorienarm und lässt mehrere lebenswichtige Elemente außer Acht. Ohne sorgfältige Überwachung kann dies zu Nährstoffmangel führen. Daher sollten Personen mit Essstörungen in der Vorgeschichte, ältere Menschen, schwangere oder stillende Frauen oder Personen mit einem Body-Mass-Index unter 27 kein PSMF verwenden.

Auch diejenigen, denen die Gallenblase entfernt wurde oder die in der Vergangenheit Gallensteine hatten, sollten diese meiden. Personen mit diesen Krankheiten sind möglicherweise anfälliger für die negativen Auswirkungen einer sehr kalorienarmen Ernährung. Stimmungsschwankungen, Übelkeit, Energiemangel und Dehydrierung sind häufige Nebenwirkungen einer PSMF und einer Kalorienrestriktion im Allgemeinen. Darüber hinaus ist ein schneller Gewichtsverlust eine häufige Nebenwirkung extrem kalorienarmer Diäten, die durch die Rückkehr zu einer regelmäßigen Kalorienzufuhr rückgängig gemacht werden kann.

Oft ist es weitaus effektiver, langsam und gleichmäßig abzunehmen, um das Gewicht dauerhaft zu halten. Ernährungsdefizite treten eher auf, wenn ein PSMF ohne ärztliche Aufsicht verwendet wird. Leichte Nebenwirkungen sind möglich und werden für bestimmte Personengruppen nicht empfohlen.

Das folgende 5-Tage-Menü ist repräsentativ für ein normales PSMF und beinhaltet:

Montag

- Spinat- und Tomateneier zum Frühstück
- Zum Mittagessen gab es Fisch und Brokkoli vom Grill.
- Putenbrust mit Kräutern und geröstetem Rosenkohl zum Abendessen.

Dienstag

- Tofu-Rührei mit Zwiebeln, Knoblauch und Paprika zum Frühstück
- Zum Mittagessen empfehle ich das im Ofen gebratene Hähnchen und einen Beilagensalat (ohne Dressing)
- Herzhafte Schweinekoteletts und gerösteter Spargel zum Abendessen.

Mittwoch

- Die Morgenmahlzeit war ein Omelett mit Eiweiß, Zucchini, Tomaten und Knoblauch.
- Gebackener Wels mit gekochtem Kohl zum Mittagessen.
- Abendessen mit magerem Rinderhackfleisch, Pilzen, Knoblauch, Ingwer und Frühlingszwiebeln, eingewickelt in Salatblätter.

Donnerstag

- Jemand Zimt mit fettarmem Hüttenkäse zum Frühstück?

- Zum Mittagessen ein kohlenhydratarmes Putenfleischbällchengericht mit Zucchininudeln und Tomaten.

- Zum Abendessen gibt es Hühnchen mit Zitrone und Knoblauch, serviert mit einem Salat (ohne Dressing)

- Zum Start in den Tag esse ich ein paar hartgekochte Eier mit etwas Salz und Pfeffer.

- Zum Mittagessen serviert: gebackener Tofu und gedünstete grüne Bohnen

- Gegrilltes Lendensteak mit im Ofen gegarten Auberginen zum Abendessen.

Hier sind einige Mahlzeitenoptionen, die Sie während eines PSMF genießen können, basierend auf dem obigen Beispielmenü. Selbstverständlich können alle angebotenen Mahlzeiten an Ihre Vorlieben angepasst werden.

Nahrungsergänzungstabletten

Ein Multivitaminpräparat würde helfen, da Sie Ihre Ernährungsmöglichkeiten stark einschränken. Der genauen Höhe wird jedoch wenig Bedeutung beigemessen. Ohne es zu übertreiben, sollte es hoch genug sein, um alle Mineralien und Vitamine zu erhalten, die Sie täglich benötigen. Wenn Sie sicher sein möchten, dass Sie von allem genug bekommen, schauen Sie auf dem Etikett nach, ob der Höchstwert erreicht ist, und passen Sie Ihren Verzehr entsprechend an.

Kalium

Wenn Sie nicht an einem PSMF-Programm teilnehmen (und sogar während Ihrer Wiederaufnahmephase), können Sie eine große Auswahl an kaliumreichen Lebensmitteln zu sich nehmen; Dennoch benötigen Sie eine Nahrungsergänzung von mindestens 16–20 mEq pro Tag, um einen gesunden Kaliumspiegel aufrechtzuerhalten. Bei dieser Dosis sollten Sie eine Verbesserung Ihres allgemeinen Gesundheitszustands und Ihrer Fähigkeit zur Fettverbrennung feststellen.

Kalzium

Wenn Sie gesunde Knochen und Organe wollen, brauchen Sie Kalzium. Allerdings bedeutet eine PSMF-Diät, dass man täglich relativ wenig dieser Substanz zu sich nimmt. Aus diesem Grund ist die Einnahme eines Nahrungsergänzungsmittels von 1.000 bis 1.200 Milligramm eine gute Idee. Dies kann die Wirksamkeit Ihrer Ernährung verbessern und gleichzeitig Ihre Knochen vor Osteoporose schützen.

Magnesium

Ein weiterer wichtiger Nährstoff, von dem Sie bei einer PSMF-Diät nicht genug bekommen, ist Magnesium. Ihre Ernährung wird sich verschlechtern und die Funktionsfähigkeit Ihres Körpers wird ohne sie abnehmen. Daher ist die tägliche Einnahme eines Nahrungsergänzungsmittels von 400–500 mg eine kluge Wahl. Selbst wenn Sie ein Multivitaminpräparat finden, das von jedem wichtigen Inhaltsstoff nur Spuren enthält, sollten Sie dennoch über die Einnahme eines Nahrungsergänzungsmittels nachdenken.

Natrium

Um Gewicht zu verlieren, empfiehlt es sich in der Regel, den Salzkonsum zu reduzieren, da dadurch Wasser im Körper zurückgehalten wird. Es ist jedoch nur erforderlich, wenn Sie sich typisch amerikanisch ernähren. Bei Personen, die eine PSMF-Therapie befolgen, besteht möglicherweise das Risiko einer Hyponatriämie. Angesichts der Bedeutung von Natrium als Elektrolyt und der potenziellen Gefahren von Ungleichgewichten ist dies ein ernstes Problem. Eine tägliche Nahrungsergänzungsdosis von 1.500–2.000 Milligramm (mg) sollte verhindern, dass dies zu einem größeren Problem wird.

Tierische Fette vs. Fischöl

Das Problem, nicht genügend Fischöl mit der Nahrung aufzunehmen, ist für viele Menschen ein ernstes Problem. Aufgrund des geringen Fettgehalts Ihrer Ernährung sollten Sie täglich 200–300 Milligramm Fischöl zu sich nehmen. Fischöl entfaltet seine Wirkung am besten mit der Nahrung und die Aufnahme wird verbessert.

Faser

Eine proteinfreie, kalorienreduzierte und makronährstofffreie Diät (PSMF) ist zwar nahrhaft, enthält aber auch wenig Ballaststoffe. Für einen regelmäßigen Stuhlgang und zur Vermeidung von Verstopfung ist dieses Produkt unerlässlich. Nehmen Sie täglich ein paar Ballaststofftabletten ein, um Ihr Verdauungssystem glücklich und gesund zu halten. Sie können die Einnahme schrittweise steigern, aber wenn Sie alles auf einmal einnehmen, kann dies zu Magenschmerzen und Durchfall führen.

Ich habe zuvor erläutert, wie vergleichbar eine PSMF-Diät mit einer ketogenen Diät ist. Es handelt sich im Wesentlichen um eine ketogene Diät und hat ähnliche Nebenwirkungen. Die Ketonproduktion ist ein wichtiger Aspekt dieser Ergebnisse. Wenn Sie sich kohlenhydratarm ernähren, schüttet Ihre Leber diese Stoffe aus. Sie treten auf, wenn man den Zuckerkonsum einschränkt, aber dennoch viel Kraftstoff benötigt. Sobald sie produziert sind, beginnen sie sofort mit der Reduzierung überschüssiger Fettreserven. Wenn Sie Ketone zu sich nehmen, werden Sie einen Energieanstieg bemerken, der es Ihnen viel einfacher macht, Ihr tägliches Training zu absolvieren. Ebenso wichtig ist, dass sie Heißhungerattacken reduzieren. Für jemanden, der eine PSMF-Kur befolgt, ist dies ein großer Vorteil.

Der Hunger nimmt nicht so stark zu wie bei anderen Diäten, auch wenn Sie nicht so viel essen wie normal. Ketone, die während der Ketose entstehen, beeinflussen den guten und schlechten Cholesterinspiegel im Blut. Diese Auswirkungen wurden bereits in den vorangegangenen Absätzen erörtert. Deshalb werde ich hier nicht näher darauf eingehen. Die gute Nachricht ist, dass Ihr guter Cholesterinspiegel jede Woche steigt, während Ihr schlechter Cholesterinspiegel (Triglyceride) sinkt.

Aus diesem Grund können Sie mit einer deutlichen Verbesserung Ihres Cholesterinspiegels und Ihrer allgemeinen Gesundheit rechnen. Die Ketone, die Sie während einer PSMF-Diät produzieren, wirken sich auch auf andere Weise positiv auf Ihre Herz-Kreislauf-Gesundheit aus. Ein verringerter

Cholesterinspiegel spielt eine Rolle, es gibt jedoch auch andere Ursachen. So viele Menschen könnten von der Umstellung auf eine PSMF-Diät profitieren. Obwohl es nicht für jeden ideal ist, sollten diejenigen, die am meisten davon profitieren könnten, es sich ansehen.

Einige dieser Vorteile sind allen ketogenen Diäten gemeinsam, PSMF bringt diese Vorteile jedoch tendenziell viel stärker mit sich. Dies liegt daran, dass der Fettverbrauch bei dieser Diät deutlich reduziert wird. Das Fett in Ihrem Körper ist das einzige Fett, mit dem Sie umgehen müssen, sodass sich Ihr Stoffwechsel auf die Verbrennung dessen konzentrieren kann, was Sie bereits haben. Diese Wirkung kann die gesundheitlichen Ergebnisse erheblich verbessern und eine positivere Geisteshaltung fördern.

Diät und Training mit dem proteinsparenden modifizierten Fasten (PSMF)

Zu Beginn des Fastens stellen viele Menschen jegliche körperliche Aktivität ein. Um zu verhindern, dass zu viel Muskelmasse abgebaut wird, kann man sich weniger körperlich betätigen oder die Kalorienaufnahme erhöhen.

Wie viel körperliche Aktivität ist erforderlich?

Nach der Umstellung auf eine nachhaltige Ernährung sind für Ihre Gesundheit leichte bis mittelschwere Aktivitäten erforderlich. Daher ist es nur natürlich, dass man sich über dieses Programm Gedanken macht, bevor man sich kopfüber stürzt. Wir würden Ihnen nicht empfehlen, mit einem Diätplan zu beginnen, es sei denn, Sie haben alle nötigen Informationen dazu.

Während einer PSMF-Diät gibt es eine sogenannte Refeed-Zeit, in der Sie mehr Kohlenhydrate zu sich nehmen dürfen. Diese Strecken können in einem langfristigen PSMF-Programm zwischen drei und sechs Wochen dauern. Studien zeigen, dass diese Nachfütterungszeiten für die langfristige Wirksamkeit der Gewichtsreduktion bei der Verwendung von PSMF unerlässlich sind. Deshalb müssen Sie genau verstehen, wie sie funktionieren. Es gibt mehrere Gründe, warum Nachfütterungsintervalle so wichtig sind. Das erste, was sie tun, ist, eventuelle Probleme bei der Appetitkontrolle zu lindern. Für diejenigen, die eine PSMF-Diät befolgen, ist es normal, sich an eine verringerte Kalorienaufnahme zu gewöhnen, auch wenn sie gelegentlich immer noch Hungerattacken verspüren können. Während einer Refeeding-Phase werden Kohlenhydrate wieder in die Ernährung aufgenommen, um den Hunger zu lindern und den Fortschritt zu kontrollieren.

Zusätzlich zu diesen Vorteilen trägt eine PSMF-Nachfütterung dazu bei, wichtige chemische Gleichgewichte im Körper wiederherzustellen. Beispielsweise beginnen sich die Glykogenspeicher der Muskeln zu erschöpfen, nachdem eine gewisse Zeit ohne Kohlenhydrataufnahme verstrichen ist. Dieses Hormon wird nur gebildet, wenn Kohlenhydrate aufgenommen werden. Sie können den negativen Folgen eines Stopps der körpereigenen Synthese dieses lebenswichtigen Hormons vorbeugen, indem Sie sich einer Wiederzufuhr unterziehen.

Da Glykogen ein lebenswichtiger Brennstoff für Ihr regelmäßiges Trainingsprogramm ist, ist dieser Zustand sehr problematisch. Es wird in der Muskulatur und der Leber produziert und bei körperlicher Aktivität freigesetzt. Erschöpfte Glykogenspeicher führen dazu, dass Sie sich lethargisch fühlen und Ihre Fähigkeit, mit hoher Intensität zu trainieren, beeinträchtigen. Der Verlust regelmäßiger, täglicher Vitalität ist weitaus schlimmer.

Für eine erfolgreiche Nachfütterung wird eine Erhöhung der Kalorienaufnahme um mindestens 30 % empfohlen. Wenn Ihre tägliche Kalorienaufnahme also 800 beträgt, beträgt Ihre Refeed-Kalorienaufnahme 1.040. Oder wenn Sie zuvor 1.000 Kalorien pro Tag zu sich genommen hätten, würden Sie die Zahl auf etwa 1.300 erhöhen. Auch wenn die Einzelheiten von Person zu Person unterschiedlich sein können, ist es wichtig, Ihren Körper mit PSMF-freundlichen Kohlenhydraten wie Nudeln, Kartoffeln, Obst, stärkehaltigem Gemüse, Pfannkuchen und ballaststoffreichem Brot zu versorgen.

Es ist wichtig, die Grundlagen von PSMF zu kennen, bevor Sie sich kopfüber stürzen. Es wird Ihnen helfen, häufige Fallstricke zu vermeiden. Jeder sollte diese Maßnahmen ergreifen, bevor er mit einer ketogenen Diät beginnt. Aufgrund der extremen Natur der PSMF-Diät sind sie jedoch von größter Bedeutung.

Warum erwähne ich das überhaupt, wenn das der Fall ist?

Da wir während der Keto-Therapie die proteinsparenden Prinzipien problemlos anwenden können, um den Fettabbau zu beschleunigen oder ein Plateau zu überwinden, liegt das Problem für mich in der ganzen Hysterie und der

Tatsache, dass Keto plötzlich zur Diät des Tages geworden ist. Für mich ist es wichtig, dass die Menschen ein grundlegendes Verständnis davon haben, damit sie es effektiv und sicher nutzen können, um ihre Keto-Ergebnisse zu maximieren . Ich glaube, dass ein größeres Wissen darüber hilfreich sein würde.

Tipps zur Umsetzung der PSMF-Diät in Ihren Keto-Lebensstil

In der Keto-Community wurde darüber viel diskutiert, daher war ich mit der PSMF-Diät vertraut. Die Tatsache, dass es sich um eine therapeutische Diät handelt, wird selten diskutiert und es werden nur wenige Warnungen ausgesprochen. Ich habe gehört, dass es wirksam ist, um überschüssiges Körperfett schnell zu reduzieren, was das ultimative Ziel ist. Das ist richtig; das ist der Fall. Nachdem ich drei Monate lang keine Fortschritte gemacht hatte, beschloss ich, es mit ein paar proteinsparenden Tagen zu versuchen. Innerhalb weniger Wochen hatte ich vier Kilo abgenommen und meine Jeans saßen nicht mehr ganz so eng. Während ich daran arbeitete, verschlang ich jedes Stück Literatur, das ich in die Finger bekam, um seine Grundgedanken besser zu verstehen.

„Das PSMF erlaubt den Verzehr der folgenden Lebensmittel: Proteinreiche Lebensmittel wie Hühnchen, Eier, Tofu, Fisch und rotes Fleisch sowie nicht stärkehaltiges Gemüse sind alle Teil eines proteinreichen, aber kalorienarmen Mittelmeerraums Versuchen Sie im Rahmen einer PSMF, diese Lebensmittel zu meiden: Die meisten kohlenhydrat- oder fettreichen Lebensmittel sind bei einer PSMF tabu.“

Bei so vielen Ernährungsoptionen – darunter Flexitarier, Keto und Paläo, um nur einige zu nennen – kann es nicht ganz klar sein. Allerdings ist die proteinsparende modifizierte Schnelldiät, auch bekannt als PSMF-Diät, möglicherweise eine gute kurzfristige Option für Menschen, die abnehmen möchten . Ärzte empfehlen diese Diät typischerweise adipösen Patienten. Darüber hinaus sollten Sie während der PSMF-Diät von einem Arzt oder einem registrierten Ernährungsberater betreut werden. Wie funktioniert nun die PSMF-Diät? Die Idee dahinter ist, dass der Gewichtsverlust durch den Verzehr hoher Proteinmengen und wenig Kalorien oder Kohlenhydrate schnell erfolgt. Laut der registrierten Ernährungsberaterin Beth Czerwony, RD, „handelt es sich um eine modifizierte Keto-Diät." „Die meisten Ihrer Kalorien stammen aus

Funktioniert diese Diät?

Studien zufolge hilft die proteinsparende modifizierte Fastendiät adipösen Patienten dabei, schnell deutlich an Körpergewicht zu verlieren. Studien belegen außerdem, dass diese Diät eine länger anhaltende Wirkung hat als andere Diäten. Laut einer Studie wogen Menschen, die zwei Jahre lang die PSMF-Diät befolgt hatten, typischerweise weniger als diejenigen, die sich an traditionelle Diäten gehalten hatten. Diese Studie zeigte auch, dass Personen, die während der Wiederaufnahmephase der Diät zusätzliche Beratung erhielten, eine höhere Wahrscheinlichkeit hatten, ihren Gewichtsverlust aufrechtzuerhalten. Wenn Ihr Arzt zusätzlich zu den Beispielen für PSMF-

Diätpläne auch Ressourcen für PSMF-Mahlzeiten und -Rezepte bereitstellt, ist die Wahrscheinlichkeit größer, dass die PSMF-Diät erfolgreich ist. Ihr Arzt sollte Ihnen auch Verhaltenshinweise geben.

Viele verschiedene Ideen wurden in den zahlreichen Forschungsuntersuchungen zu PSMF eingehend untersucht. Darüber hinaus wurde in Studien die Wirksamkeit in anderen Zusammenhängen untersucht, beispielsweise bei Fettleibigkeit bei Erwachsenen. Schlussfolgerungen: Es hat sich als wirksame Strategie zum Abnehmen erwiesen. Sie sagten sogar, dass es in der Cleveland Clinic zur Standardbehandlung gegen Fettleibigkeit geworden sei (worauf im nächsten Abschnitt näher eingegangen wird).

Die kurzfristige Gewichtsreduktion mit PSMF wurde in einer weiteren Studie validiert und von Experten als „schnell und erheblich" bezeichnet. Sie entdeckten auch, dass es viele vorübergehende Veränderungen auslöste, die sich positiv auf verschiedene Gesundheitsprobleme auswirkten. Darunter waren ein niedrigerer Cholesterinspiegel und eine Reihe weiterer Vorteile. Sie stellten jedoch fest, dass die langfristige Wirksamkeit der Methode weniger sicher sei als ihr kurzfristiger Nutzen.

In einer anderen Studie wurde untersucht, wie PSMF die Gesundheit von Patienten trotz ihres Übergewichts vor einer Operation verbessern kann. Erfolgsraten und chirurgische Wirksamkeit stiegen, wenn Patienten diesen Diätplan mindestens zwei Wochen vor der Operation befolgten. Aufgrund des begrenzten Umfangs der Studie wurden ihre Ergebnisse jedoch noch nicht repliziert oder einer gründlichen Analyse unterzogen.

Forscher haben in anderen Studien versucht, die Wirksamkeit dieser Technik zur Gewichtsabnahme bei Teenagern zu bestimmen. Eine Untersuchung ergab, dass ein 10-wöchiges PSMF-Programm übergewichtigen Kindern dabei half, ihre Gewichtszunahme zu kontrollieren, wenn es als kurzfristige Intervention eingesetzt wurde. Allerdings ergab die Untersuchung, dass die Beweise nicht ausreichen, um den Einsatz als Langzeittherapie zu unterstützen.

Eine andere Studie verglich den Proteinabbau bei Personen, die ein vollständiges Fasten durchführten, mit denen, die ein modifiziertes Fasten durchführten, um den Proteinspiegel aufrechtzuerhalten. Sie fanden heraus, dass ein vollständiger Kurzschluss das Proteingleichgewicht im Körper und in den Knochen einer Person veränderte. Dieses Problem kann zu einem Verlust von Muskelmasse und sogar Knochendichte führen. Sie fanden jedoch heraus, dass Personen, die einem PSMF-Programm folgten, entweder überhaupt kein Protein verloren oder viel langsamer Protein verloren. Daher hielten sie es für eine wirksamere Strategie zur Gewichtskontrolle als eine komplette Fastenkur. Der Mangel an Informationen über die langfristigen Auswirkungen war ein wiederkehrendes Merkmal dieser Untersuchungen. Fachleute befürchteten, dass PSMF aufgrund mangelnder verfügbarer Informationen von denjenigen übernommen werden könnte, für die es ungeeignet wäre. Aus diesem Grund ist es wichtig zu bestimmen, wer die PSMF-Therapie ausprobieren sollte und wer nicht.

Teilnehmer an einem PSMF-Programm

Eine PSMF-Diät ist schwer einzuhalten und wird nur bestimmten Personengruppen empfohlen. Es ist möglicherweise nicht die optimale Diät für Menschen, die ein paar Pfund abnehmen müssen. Das liegt daran, dass es speziell für krankhaft fettleibige Menschen entwickelt wurde. Es gibt wahrscheinlich weniger extreme Methoden, um

Gewicht zu reduzieren, aber es würde trotzdem ein paar Pfunde verbrennen. In der Realität werden PSMF-Diäten häufig nur im Rahmen eines ärztlich überwachten Programms durchgeführt. Laut der Cleveland Clinic ist dies eine gesunde Strategie, um das gesamte Körperfett schnell zu reduzieren, ohne die Muskelmasse zu beeinträchtigen.

Menschen, die krankhaft fettleibig sind und Gewicht reduzieren möchten, gehen für diese Therapie problemlos in Kliniken oder lassen sich zu Hause von Spezialisten wie der Cleveland Clinic in ihrer Ernährung beraten. Das für PSMF notwendige empfindliche Gleichgewicht kann leicht aus dem Gleichgewicht geraten, wenn das Verfahren nicht vollständig durchgeführt wird. Wenn Sie jedoch diszipliniert und kompetent genug sind, können Sie PSMF bequem von zu Hause aus durchführen. Wenn Sie diesen Ansatz nutzen möchten, müssen Sie alle Ihre Mahlzeiten im Voraus zubereiten, Ihre Aufnahme auf das für den Muskelerhalt unbedingt Notwendige beschränken und in engem Kontakt mit Ihrem Arzt bleiben. Wer unter Erkrankungen wie Typ-2-Diabetes, Schlafapnoe, Arthritis, Fettleber oder Bluthochdruck leidet, könnte von der Einführung einer PSMF-Diät stark profitieren. Da Sie schnell und effektiv Gewicht verlieren, erhalten Sie all diese Vorteile. Sehr häufig eignet sich diese Diät gut für Menschen, die viel sitzen oder aufgrund ihres Gewichts Schwierigkeiten haben, sich zu bewegen.

Und wenn es um die Behandlung von Lebererkrankungen geht, steht die Fettleber im Mittelpunkt. Dies liegt daran, dass es mit verschiedenen negativen Auswirkungen auf die Gesundheit in Verbindung gebracht wird und sogar die Lebensdauer verkürzen kann. Daher sollte PSMF aufgrund seiner vielfältigen Vorteile bei der Behandlung dieser Erkrankung unbedingt in Betracht gezogen werden. Aber wie immer sollten Sie Ihren Arzt konsultieren, um sicherzustellen, dass PSMF für Sie sicher ist. Personen, die sich für die Behandlung extremer Fettleibigkeit mit PSMF interessieren, sollten sich von diesen Sicherheitsbedenken nicht abschrecken lassen. Es handelt sich um einen sicheren Diätplan mit wenigen möglichen Nebenwirkungen, wenn er richtig durchgeführt wird. Das liegt daran, dass einige Probleme auftreten können, wenn Sie bei Ihrer Praxis nicht gewissenhaft genug sind, selbst wenn die nachteiligen Auswirkungen durch sorgfältige Aufmerksamkeit gemildert werden können.

Überfliegen Sie diesen Teil nicht; Es erklärt die möglichen Folgen, wenn Sie nicht auf Ihre Ernährung achten.

Risiko von PSMF-Nebenwirkungen

Jeder, der schon einmal versucht hat, eine Fastendiät einzuhalten, weiß, wie herausfordernd das sein kann. Das liegt daran, dass Sie Ihre Kalorienaufnahme einschränken und die meisten Lebensmittel, die Sie normalerweise mögen, eliminieren müssen. Fast jeder wird dies als sehr schwierig empfinden. Schlimmer noch, es gibt eine Vielzahl potenzieller negativer Reaktionen und Nebenwirkungen, die vor Beginn dieser Diät berücksichtigt werden müssen. Wenn Sie beispielsweise zum ersten Mal damit beginnen, kann es sein, dass Ihr Körper eine Anpassungsphase durchläuft, die wie eine völlige Überraschung erscheint. Da Sie Ihrem Körper so viele Kohlenhydrate entziehen, stellt er sich auf eine neue Normalität ein. Es gibt viele Überschneidungen zwischen diesen und den negativen Auswirkungen der ketogenen Ernährung.

PSMF verfolgt die gleiche kohlenhydratarme Strategie wie die standardmäßige ketogene Diät. Zu den häufigsten negativen Reaktionen gehören:

- Akute und quälende Kopfschmerzen
- Keine Kraft haben

- Niedriger Blutdruck (Hypotonie)

- Mundgeruch (auch Halitosis genannt)

- Durchfall

- Verstopfung

- Krämpfe

- Probleme mit Hitzeunverträglichkeit

- Schreckliche Kälte

- Veränderungen der Menstruation

- Eine vorübergehende Ausdünnung der Haare

- Angst

- Depression

Diese Reaktionen sind in der Regel vorübergehend und verschwinden, sobald sich Ihr Körper an die Diät gewöhnt hat. Daher fiel es vielen leichter, sich an diese Kur zu halten, als erwartet. Andere Menschen würden jedoch wahrscheinlich Hungerschmerzen, ein starkes Verlangen nach Kohlenhydraten und vielleicht sogar Schwindel verspüren. Letzteres tritt häufig in der Anfangsphase dieser Diät auf. Aufgrund der strengen Natur dieser Diät ist Mangelernährung durchaus möglich. Glücklicherweise können Sie bei diesem Ernährungsplan Vitamine einnehmen, die Ihnen helfen. Allerdings besteht immer noch die Gefahr, dass bestimmte Nährstoffe nicht ausreichend aufgenommen werden.

Möglicherweise haben Sie andere Symptome oder Nebenwirkungen dieser Erkrankung, wie z. B. eine verzögerte Entwicklung, Zahnprobleme und mehr. Man sollte sich immer der Möglichkeit unerwünschter Wirkungen bewusst sein, auch wenn man im therapeutischen Kontext arbeitet. Dies ist der Fall, da viele PSMF-Patienten im klinischen Umfeld über einen Schlauch und eine Pumpe ernährt werden.

Menschen in dieser Erkrankung können Schwierigkeiten haben, ihren Hunger zu regulieren. Darüber hinaus kann die Pumpe selbst zu Problemen führen, entweder durch eine Fehlfunktion oder durch eine Infektion an der Pumpstelle.

Diese negativen Auswirkungen sind in der Regel mild und können leicht behandelt werden. Darüber hinaus überwiegen die potenziellen Vorteile dieser Therapiestrategie deutlich die potenziellen Nachteile. Tatsächlich haben Menschen, die krankhaft fettleibig sind oder an Typ-2-Diabetes leiden, viel mehr Vorteile als Nachteile, wenn sie diesen Ansatz zum Abnehmen anwenden.

Vorbereitungen, die vor Beginn der PSMF getroffen werden müssen

Vor Beginn einer PSMF-Diät sollten zahlreiche Vorsichtsmaßnahmen und Hinweise beachtet werden. Leider führt eine unzureichende Planung fast dazu, dass dieses Verfahren scheitert. Im Folgenden gehen wir auf alles ein, was Sie zur Vorbereitung Ihrer Diät tun müssen.

Legen Sie vernünftige Ziele fest

Wenn Sie sich für eine PSMF-Kur entscheiden, sollten Sie damit rechnen, dass Sie deutlich an Gewicht verlieren. Stellen Sie jedoch sicher, dass Sie bei der Festlegung Ihrer Ziele praktisch vorgehen. Sie können beispielsweise nicht damit rechnen, in ein paar Monaten 50 bis 100 Pfund abzunehmen. Sich zu ehrgeizige Ziele zu setzen, kann beim Abnehmen zum Scheitern führen. Vielmehr geht es darum, erreichbare Ziele auszuwählen. Obwohl es möglich ist, mit PSMF 45 kg abzunehmen, sollten Sie kleine Maßnahmen ergreifen, um den Erfolg sicherzustellen. Idealerweise möchten Sie 10-20-30 Pfund abnehmen. Hohe Ziele können Ihnen dabei helfen, motiviert und auf dem richtigen Weg zu bleiben, aber zu hohe Ziele können enttäuschend sein, wenn Sie nur schleppend vorankommen.

Erstellen Sie Menüs, die gut für Sie sind

Die Essenszubereitung für eine PSMF-Therapie muss gut geplant sein. Wenn Sie diesen Schritt ausführen, werden Sie mehr Erfolg haben, da er die Auswahl der Artikel, die Sie konsumieren möchten, vereinfacht. Es ist auch hilfreich, da es Ihnen die Auswahl gesunder Mahlzeiten erleichtert. Ohne einen klaren Ausgangspunkt empfehle ich, sich mit den von Ihnen bevorzugten mageren Fleischsorten einzudecken. Vergessen Sie auch nicht, sich für den Genuss mit kohlenhydratarmen Snacks einzudecken. Leihen Sie sich gerne mehrere gute Kochbücher aus, um einen Eindruck davon zu bekommen, welche PSMF-Speisepläne für Sie am besten geeignet sind.

Weitere zu ergreifende Maßnahmen

Nachdem Sie diese ersten beiden Aktionen vorbereitet haben, sollten Sie mit den folgenden fortfahren.

- Wenden Sie sich an Ihren Arzt, um mehr über diesen Ernährungsplan zu erfahren.

- Arbeiten Sie mit Ihrem Arzt zusammen, um ein gutes Gleichgewicht zwischen Proteinen und Kohlenhydraten zu finden.

- Nahrungsergänzungsmittel sollten im Voraus gekauft werden, um eine ordnungsgemäße Lieferung zu gewährleisten.

- Machen Sie Fotos von sich selbst in Ihrem „Vorher"-Zustand, damit Sie Ihre Fortschritte beim Abnehmen besser sehen können.

- Investieren Sie in einige Messwerkzeuge, um Ihnen das Leben in der Küche zu erleichtern.

- Treffen Sie Vorkehrungen, um einen gesunden Glykogenspiegel aufrechtzuerhalten, indem Sie Ihre Refeed-Sitzungen strategisch planen.

- Treten Sie einer Gemeinschaft von Menschen bei, die versuchen, durch Diäten Gewicht zu verlieren.

- Finden Sie heraus, wie Sie Ihre Kalorienzufuhr schrittweise steigern können, damit Sie Ihre Diät beenden können.

Alle diese einfachen Maßnahmen sind für den Erfolg Ihres PSMF-Programms von entscheidender Bedeutung.

Sollten Sie einen PSMF verwenden?

Das Hauptziel einer proteinsparenden, kalorienreduzierten Diät (PSMF) besteht darin, einen schnellen Gewichtsverlust zu ermöglichen und gleichzeitig das Muskelgewebe zu erhalten. Es wird nicht empfohlen, die Diät länger als sechs Monate einzuhalten. Aufgrund der geringen Kalorienzahl der Diät ist es sehr wahrscheinlich, dass es zu Nährstoffengpässen kommt. Darüber hinaus fällt es vielen Menschen schwer, sich so kalorienarm zu ernähren. Es hat sich gezeigt, dass eine sichere und erfolgreiche Gewichtsabnahme für Menschen mit überschüssigem Körperfett erfolgt, wenn die Diät wie verordnet und unter Anleitung eines Arztes befolgt wird. Mindestens eine Studie bestätigt die Sicherheit für junge Menschen.

Eine schnelle Gewichtsabnahme ist aus mehreren Gründen von Vorteil, unter anderem hilft sie Menschen mit Typ-2-Diabetes dabei, ihren Blutzuckerspiegel zu kontrollieren und ihre Insulinsensitivität zu verbessern. Darüber hinaus hat es das Potenzial, Cholesterin und Blutdruck zu senken. Auch wenn es einige negative Auswirkungen gibt, sind diese oft nicht sehr schwerwiegend und leicht beherrschbar. Aber auch Elektrolytstörungen können schwerwiegendere Folgen haben. Durch die Teilnahme an einem PSMF sollten daher häufige Arzttermine gewährleistet sein.

Personen mit einem Body-Mass-Index (BMI) von weniger als 27 und Personen ab 65 Jahren sollten diese Diät nicht befolgen. Darüber hinaus sollten schwangere oder stillende Frauen sowie alle Personen, die sich gerade von einem Herz-Kreislauf-Ereignis, einem Schlaganfall oder einer Krebserkrankung erholt haben, die Finger davon lassen. Wenden Sie sich an Ihren Arzt oder Ernährungsberater, wenn Sie mehr über PSMFs erfahren möchten und ob diese für Sie geeignet sein könnten. Gemeinsam können Sie eine umsetzbare und sichere Strategie entwickeln.

Ist eine Diät besser oder nicht?

Nachdem Sie nun alles über den proteinsparenden, modifizierten Fast-Food-Plan wissen, liegt es an Ihnen, zu entscheiden, ob Sie ihn ausprobieren möchten. Wir empfehlen dringend, die Diät auszuprobieren. Für diejenigen, die es ausprobiert haben, ist es eher nützlich als gefährlich.

Kapitel Zwei

PSMF-Diätrezepte

Gemüse mit begrenzten Kohlenhydraten

Allerdings sind nicht alle Gemüsesorten kohlenhydratarm, auch wenn sie oft als kalorienarm gelten. Zu den kohlenhydratarmen Gemüsesorten, die bei einer PSMF-Diät erlaubt sind, gehören:

- Die Paprika, die wie Glocken aussehen
- Zucchini\Gurken\Zwiebeln
- Kopfsalat
- Grüner Senf
- Auberginen\Pilze
- Naschen Sie ein paar grüne Bohnen
- Brokkoli\Spargel
- Gemüse und Früchte und Sprossen und Kräuter und Gewürze und
- Ingwer-Knoblauch
- Lebensmittel des Meeres

Gemüse mit vielen Kohlenhydraten

Alle Kartoffeln

- Mais\Erbsen
- Liebevoll als Süßkartoffeln bezeichnet
- In den kälteren Monaten wird oft Kürbis gegessen.
- Rüben
- Pastinaken\Karotten
- Sandwichfüllung mit Erdbeer-Hühnersalat
- Der Zeitaufwand für die Zubereitung beträgt 20 Minuten.

- Countdown-Timer: insgesamt 20 Minuten

- Anzahl der Portionen: 2

- Ergibt zwei Portionen

Zutaten

- Eine halbe Tasse Mayonnaise

- Eine halbe Zitrone auspressen, etwa zwei Esslöffel

- Schatz, ein Teelöffel

- Es gibt zwei Esslöffel Mohn.

- 2,25 Unzen gekochtes Hühnchen, gehackt

- Erdbeeren, in Scheiben geschnitten (etwa eine viertel Tasse)

- 1/4 Tasse zerkleinerte Pekannüsse

- Eine gehackte Selleriestange und zwei gehackte Frühlingszwiebelstangen

- Salz und frisch gemahlener schwarzer Pfeffer nach Geschmack, zwei Esslöffel gehackte frische Petersilie

Richtungen

Mayonnaise, Zitronensaft, Honig und Mohn in einer mittelgroßen Schüssel vermischen. Mischen Sie Hühnchen, Erdbeeren, Pekannüsse, Sellerie, Frühlingszwiebeln und Petersilie. Geben Sie etwas Salz und Pfeffer darauf.

Einzelheiten zu den Ernährungsbedürfnissen (pro Portion)

- In Bezug auf die Energie 860 Kalorien

- Die Aufteilung der Makronährstoffe: 74 g Fett, 14 g Kohlenhydrate und 38 g Protein

- Die Vorbereitungszeit beträgt 10 Minuten.

- Es sind ca. 30 Minuten Garzeit erforderlich.

- Insgesamt dauert es 40 Minuten.

- Bei insgesamt 2 Portionen beträgt die ungefähre Ergiebigkeit 2

Zutaten

- Zwei Hähnchenbrusthälften ohne Knochen und ohne Haut, gewürzt mit Salz und frisch gemahlenem schwarzem Pfeffer nach Geschmack

- (2 Esslöffel) Olivenöl

- In Scheiben geschnittene Champignons, frisch, 8 Unzen

- Nur ein bisschen Salz, sagen wir, eine Prise

- 1/2 Tasse Wasser

- Fügen Sie Salz und Pfeffer nach Geschmack zu 1 EL hinzu. Aus Butter.

Richtungen

- In den Ofen schieben und die Hitze auf 200 °C (400 °F) erhöhen.

- Geben Sie Salz und frisch gemahlenen schwarzen Pfeffer auf beide Seiten des Hähnchens.

- Olivenöl sollte bei mittlerer Hitze in einer ofenfesten Pfanne erhitzt werden. Hähnchen in einer Pfanne mit der Hautseite nach unten ca. 5 Minuten braten, bis es braun ist.

- Ich drehte das Hähnchen um und gab Pilze und Salz in die Pfanne. Stellen Sie die Hitze auf eine hohe Stufe und kochen Sie sie unter gelegentlichem Wenden etwa 5 Minuten lang, bis die Pilze etwas geschrumpft sind.

- Im vorgeheizten Ofen weitere 15 bis 20 Minuten garen, oder bis das Hähnchen in der Mitte nicht mehr rosa ist und der Bratensaft klar austritt. Die Innentemperatur sollte auf einem sofort ablesbaren Thermometer 165 Grad Fahrenheit (74 Grad C) anzeigen. Die Hähnchenbrüste auf eine Platte legen und locker mit Folie abdecken.

- Stellen Sie die Pfanne bei mittlerer Hitze auf einen Brenner. Kochen und rühren Sie die Pilze etwa 5 Minuten lang oder bis sich am Boden der Pfanne braune Stücke bilden. Um die gebräunten Teile vom Boden der Pfanne zu entfernen, gießen Sie Wasser in die Pfanne und erhitzen Sie es zum Kochen, während Sie den Boden abschaben. Etwa 2 Minuten sollten ausreichen, damit das Wasser verdunsten kann. Dann vom Herd nehmen.

- Mischen Sie den Hühnersaft in der Pfanne. Geben Sie die Butter in die Pilzmischung und rühren Sie regelmäßig um, bis die Butter geschmolzen und gut integriert ist.

- Geben Sie etwas Salz und Pfeffer darauf. Hähnchen mit der Pilzsauce anrichten und servieren.

Einzelheiten zu den Ernährungsbedürfnissen (pro Portion)

- Verbraucht nur 298 Kalorien
- Zusammengefasst: 31 g Fett, 4 g Kohlenhydrate und 28 g Protein

Olivenhähnchen mit Knoblauch

- Gesamtzeit: 80 Minuten
- Drei Portionen

Zutaten

- Wir brauchen ein hautloses 3-Pfund-Huhn

- 15 Knoblauchzehen, gehobelt oder halbiert

- Die Zutaten sind: 2 Esslöffel Zitronensaft, geteilt ein Teelöffel frischer Thymian, geteilt ein Teelöffel frischer Estragon, geteilt ein Teelöffel frischer Rosmarin, geteilt ein Teelöffel zerstoßener schwarzer Pfeffer

- Ungefähr 30 grüne Oliven, gehackt, entsprechen einer viertel Tasse

- 1/4 Tasse natriumarme Hühnerbrühe 1/8 Tasse gehackte Mandeln

Richtungen

- Stellen Sie die Ofentemperatur auf 350 Grad F ein.

- Tragen Sie einen Esslöffel Zitronensaft auf das Huhn auf, vermischen Sie dann die Hälfte der gehackten Kräuter und massieren Sie das Huhn damit ein.

- Machen Sie insgesamt 12 Schnitte in das Hähnchen und stecken Sie jeweils eine Knoblauchzehe hinein. Der restliche Knoblauch, die Oliven, die Pfefferkörner und die Mandeln werden gemischt und in das Hähnchen gegeben. Sie können es nach Belieben mit Salz und Pfeffer würzen.

- Das Hähnchen mit der Hälfte der Kräuter, Zitronensaft und Hühnerbrühe in einem Bräter anbraten. Stellen Sie sicher, dass das Hähnchen durchgegart ist und die Flüssigkeit klar ist. Dies sollte im vorgeheizten Ofen etwa 65 Minuten dauern.

- Nehmen Sie es heraus und warten Sie 10 Minuten, bis sich der Saft gesetzt hat. Essen Sie mit geröstetem Gemüse.

Salat mit Bohnen und Thunfisch

- Zeitaufwand von Anfang bis Ende: 45 Minuten

- Anzahl der Portionen: 2

Zutaten

- 11-Unzen-Dose mit schwarzen Bohnen, abgetropft und gespült

- Gewürfelte Paprika (etwa für eine viertel Tasse)

- ein Viertel der roten Zwiebel in dünne Scheiben schneiden

- Das Äquivalent von 1 Tasse Kirschtomaten

- 1 Tasse gehackte Pilze (nicht mehr als ein Esslöffel), natives Olivenöl extra

- Weißweinessig und Estragon, eine halbe Tasse

- Eineinhalb Esslöffel getrocknete Basilikumblätter

- Zitronensaft, etwa zwei Teelöffel

- Süßstoffersatz, 1 Teelöffel (optional)

- 12 Unzen mageres Thunfischsteak, gegrillt oder gegrillt (oder gleichwertig in konserviertem, wassergefülltem Thunfisch, abgetropft und in Flocken geschnitten). Drei gehackte Knoblauchzehen

- Zur Dekoration haben wir Salatblätter hinzugefügt.

- Petersilienzweige zum Garnieren

Richtungen

- Füllen Sie eine Schüssel mit schwarzen Bohnen, Gemüse und Pilzen. Die Zutaten vermischen und mit Olivenöl, Essig, Zitronensaft, Zucker, Basilikum und Knoblauch vermischen. Den Bohnensalat über Nacht im Kühlschrank aufbewahren.

- Bohnensalat kann auf einem Salatbett serviert werden, mit Thunfisch aus der Dose oder einem gebratenen oder gegrillten Steak. Den Salat sofort mit Petersilienzweigen zum Garnieren servieren.

Gegrilltes Kräuterfilet

- Der Vorgang dauert von Anfang bis Ende 30 Minuten.

- Anzahl der Portionen: 2

Zutaten

- 1 Pfund Schweinefilet

- Vier Teelöffel gemahlener Senf

- Zwei TL. gehackter Knoblauch

- Nur ein Teelöffel Olivenöl (optional)

- 1 g getrockneter Rosmarin oder etwa ein Teelöffel

- Estragon, ein Teelöffel

- Ein Teelöffel. aus Majoran

- 1 Teelöffel. getrockneter Oregano

- Ein zerstoßenes Pfefferkorn in einem Teelöffel

Richtungen

- Olivenöl und Knoblauch vermischen. Das Schweinefilet gleichmäßig mit der Gewürzmischung bestreichen und einpinseln. Das Filet wurde mit Dijon-Senf bestrichen.

- Massieren Sie das Filet sanft mit der Kräutermischung ein. Reiben Sie etwas frischen Pfeffer und streuen Sie ihn darüber.

- Bereiten Sie eine Grilltemperatur zwischen mittel und hoch vor: Ölen Sie die Grillroste, bevor Sie sie verwenden.

- Bereiten Sie das Filet pro Pfund 20–25 Minuten lang auf dem Grill vor. Anschließend aus dem Ofen nehmen und vor dem Servieren fünf Minuten ruhen lassen.

- Das Filet sollte in Medaillons geschnitten und mit gegrilltem Gemüse serviert werden.

Hühnchen und Kartoffeln

- Zehn Minuten reichen für die Vorbereitungsarbeit aus.

- In 1 Stunde und 30 Minuten zubereitet

- Dauer: 1 Stunde und 40 Minuten

- Sechs Portionen

- Zutaten: 1 ganzes Hähnchen, gebraten

- 1 ganzes Huhn (ca. 4 Pfund)

- Empfohlene Dosierung: 1 Esslöffel Avocadoöl

- 1 EL Olivenöl, eine Prise Salz und frisch gemahlener schwarzer Pfeffer

- 4,5 Unzen Kartoffeln, geschält und auf eine Dicke von 1/8 Zoll geschnitten

- 1,5 Teelöffel Olivenöl

Richtungen

Stellen Sie eine gusseiserne Pfanne mit einem Durchmesser von 25 cm in einen kühlen Ofen auf der mittleren Schiene. Stellen Sie den Herd und die Pfanne auf hohe Hitze (220 °C). Entfernen Sie die Innereien des Huhns, während der Ofen aufheizt. Sie können sie entweder wegwerfen oder vor der Herstellung aufbewahren. Trocknen Sie das Hähnchen innen und außen gut mit Papiertüchern ab. Das Innere des Huhns salzen und pfeffern. Binden Sie die Hähnchenschenkel mit Kochgarn zusammen und stecken Sie die Flügelspitzen unter den Hals des Vogels.

Bereiten Sie zunächst das Hähnchen vor, indem Sie die Außenseite mit Avocadoöl und Olivenöl bestreichen. Bewahren Sie das übriggebliebene Öl auf. Als nächstes streuen Sie Salz und Pfeffer auf die Haut des Huhns. Als nächstes stellen Sie die erhitzte Pfanne auf eine hitzebeständige Oberfläche (z. B. den Herd) und bestreichen Sie das Innere mit einem Backpinsel mit den restlichen Ölen, die Sie zuvor beiseite gelegt haben.

Das Hähnchen sollte schräg in der Pfanne liegen, sodass das Beinviertel direkt über der erhitzten Oberfläche liegt. Stellen Sie die Pfanne wieder in den Ofen und braten Sie sie weitere 25 Minuten bis eine halbe Stunde lang. Mischen Sie die Kartoffelscheiben, einen Esslöffel Olivenöl, den gehackten Rosmarin, das Salz und den Pfeffer.

Wenn der Hähnchenbraten auf der ersten Seite ist, stürzen Sie ihn auf ein Schneidebrett und geben Sie die Kartoffelmischung in die Hälfte der erhitzten Pfanne. Stellen Sie die Röstzeit auf 25 bis 30 Minuten ein.

Stellen Sie die Pfanne wieder auf das Schneidebrett, nachdem Sie sie vorsichtig aus dem Ofen genommen haben. Das Hähnchen beiseite legen und die Kartoffeln in der Pfanne verteilen. Hähnchen mit der Brustseite nach oben auf den Kartoffeln anrichten. Braten Sie das Hähnchen etwa 25 bis 30 Minuten lang oder bis das Hähnchen in der Mitte nicht mehr rosa ist und der Bratensaft klar austritt. Eine gesunde Körpertemperatur, gemessen mit einem sofort ablesbaren Thermometer, das in der dicksten Region des Oberschenkels nahe dem Knochen platziert wird, beträgt 74 °C (165 °F). Das Hähnchen muss nach dem Ausschalten des Ofens 5–10 Minuten ruhen . Dadurch behält die Haut ihre Knusprigkeit.

Zum Servieren Hähnchen und Kartoffeln mit weiteren frischen Rosmarinzweigen garnieren und direkt aus der Pfanne servieren.

Nachfolgend finden Sie einige wichtige Nährstoffinformationen

- Kalorienzahl: 150
- Formel: 7 g Fett, 20 g Kohlenhydrate, 2 g Protein

Huhn und Gemüse
- Es sind 30 Minuten Vorbereitungszeit erforderlich.

- Eineinhalb Stunden zum Kochen.

- Zehn Minuten Verlängerung

- Die Gesamtdauer beträgt 2 Stunden und 25 Minuten

- Portionsmenge: 6 Portionen pro Rezept

Zutaten

- 2 Esslöffel Olivenöl

- Vier mittelgroße rote Kartoffeln, gewürfelt

- Karotten, eine 16-Unzen-Schachtel, diagonal in kleine Stücke geschnitten

- Von einer Selleriestange mundgerechte Stücke, diagonal in Scheiben geschnitten

- Eine süße Zwiebel in Scheiben schneiden und teilen

- 1 (ungefähr) ganzes Huhn (4,5 Pfund) Salz, frisch gemahlener schwarzer Pfeffer und Knoblauchpulver nach Geschmack

- 12 Tassen Margarine, in Würfel geschnitten

- 1 Tasse geschnittene frische Zitrone

- 1-1/2 Knoblauchzehen, gehackt

- Drei Scheiben von einer Selleriestange

- 1 und 1/3 Esslöffel Knoblauchhackfleisch

Richtungen

Stellen Sie die Ofentemperatur auf 196 °C (385 °F) ein. Kartoffeln, Karotten, Sellerie und 3/4 der gehackten Zwiebeln im Olivenöl vermischen und dann in eine große Schüssel geben. Den Rest der Zwiebel einfach für später beiseite legen. Anschließend das eingefettete Gemüse in eine tiefe gusseiserne Bratpfanne geben.

Das Huhn sollte mit Papiertüchern vollständig gewaschen und getrocknet werden. Das Huhn sollte großzügig mit Salz, schwarzem Pfeffer und Knoblauchpulver gewürzt werden. Füllen Sie den Hohlraum des Huhns mit den restlichen Zwiebelscheiben, 1/4 Tasse Margarine, Zitronenscheiben, einem Teelöffel gehacktem Knoblauch und großen Selleriestücken.

Das Hähnchen auf dem geölten Gemüse anrichten; Geben Sie die restlichen 1/4 Tasse Margarinestücke und 1 2/3 Teelöffel gehackten Knoblauch auf das Hähnchen und das Gemüse.

Hähnchen und Gemüse benötigen 1 Stunde und 45 Minuten im vorgeheizten Ofen, um eine Innentemperatur von 75 Grad Celsius zu erreichen, während die Haut gebräunt und knusprig wird. Lassen Sie das Hähnchen 10 Minuten ruhen, bevor Sie es schneiden und mit dem Gemüse servieren.

Nachfolgend finden Sie einige wichtige Nährstoffinformationen

- Kalorienzahl: 753
- Ungefähr 45 g Fett, 33 g Kohlenhydrate und 51 g Protein

Gebratener Truthahn

- Die Zubereitung dauert 30 Minuten.
- Zubereitungszeit: 45 Minuten
- Weitere zehn Minuten sind vorgesehen.
- Zusammenfassend: 1 Stunde und 25 Minuten
- 16 Portionen

Zutaten

- Zum Braten benötigen Sie 3 Gallonen Erdnussöl, bei Bedarf auch mehr.

- Ein Truthahn (ungefähr 12 Pfund), Hals und Innereien entfernt
- Kreolisches Gewürz, 14 Tassen
- Eine Zwiebel, weiß, mittelgroß

Richtungen

Geben Sie ausreichend Öl zum Frittieren eines Truthahns in eine Putenfritteuse oder einen großen Suppentopf, aber füllen Sie ihn nicht bis zum Rand. Das Öl sollte auf 176 °C (400 °F) (200 °C) erhitzt werden. Wickeln Sie auf diese Weise viele Schichten Papiertüten, die für Lebensmittel verwendet werden, auf einen riesigen Teller.

Sie sollten den Truthahn waschen und mit Papiertüchern trockentupfen – würzen Sie sowohl die Innen- als auch die Außenseite der Mulde. Am Hals sollte ein Loch mit einem Durchmesser von mindestens 2 Zoll vorhanden sein, um einen ausreichenden Ölfluss zu gewährleisten.

Reduzieren oder eliminieren Sie die Hitze. Geben Sie zuerst die gesamte Zwiebel in den Abtropfkorb und dann den Truthahn mit dem Halsende nach unten. Der Truthahn muss in Öl getaucht werden, also lassen Sie den Korb langsam in die Fritteuse fallen. Wenn die Wärmequelle etwa 45 Minuten oder 3 1/2 Minuten pro Pfund eingeschaltet ist, sollte das Fleisch so gar sein, dass es am Knochen nicht mehr rosa ist und der Fleischsaft klar austritt.

Um den Truthahn abzutropfen, nehmen Sie den Frittierkorb vorsichtig ab. Beim Messen der Temperatur sollte ein sofort ablesbares Thermometer, das an der fleischigsten Stelle des Oberschenkels nahe am Knochen platziert wird, zwischen 74 und 80 Grad Celsius (80 Grad Celsius) anzeigen. Geben Sie den Truthahn nach 10 bis 15 Minuten Abtropfen in die Schüssel, die Sie bereitgestellt haben.

Tipps

Wenn Sie kein Erdnussöl verwenden möchten, ist Pflanzenöl ein guter Ersatz. Basierend auf einem Retentionswert von 10 % nach dem Kochen haben wir den Nährwert von Öl zum Braten berechnet. Natürlich ändert sich die Menge je nach Gardauer und -temperatur, der Dichte der Zutaten und dem verwendeten Öl.

Nachfolgend finden Sie einige wichtige Nährstoffinformationen

- 600 Kalorien

- 32g Fett

- 3 g Kohlenhydrate

- 67 g Protein

Huhn mit Zitrone und Rosmarin

- Elf Minuten reichen für die Zubereitung aus.

- Zeit im Ofen: 52 Minuten

- Zeitaufwand: 1 Stunde

- Anzahl der Portionen: 5

Zutaten

- Olivenöl, ein Esslöffel (oder mehr, falls gewünscht)

- 1 (3 Pfund) ganzes Huhn, entbeint; Mit koscherem Salz und frisch gemahlenem schwarzem Pfeffer würzen.

- eine einzelne in dünne Scheiben geschnittene Zitrone

- Das Äquivalent von vier frischen Rosmarinzweigen

- 1/3 Glas Weißwein

Richtungen

Stellen Sie die Ofentemperatur auf 200 °C (400 °F) ein. Bereiten Sie ein mit Aluminiumfolie ausgelegtes Backblech vor. Es hilft, wenn Sie ein Gestell auf die Folie stellen. Das Hähnchenfleisch warm mit Salz und schwarzem Pfeffer würzen und mit Olivenöl einreiben. Hähnchen mit der Hautseite nach oben auf den Rost legen und mit Zitronenscheiben und Rosmarin garnieren.

45–55 Minuten im auf 375 Grad vorgeheizten Ofen garen, bis das Fleisch in der Mitte nicht mehr rosa ist. Die mit einem sofort ablesbaren Thermometer gemessene Temperatur an der dicksten Stelle des Oberschenkels in der Nähe des Knochens sollte 74 °C (165 °F) betragen. Decken Sie das Hähnchen mit Alufolie ab und legen Sie es auf eine Servierplatte. Stellen Sie den Rost beiseite und werfen Sie die Zitrone und den Rosmarin weg.

Gießen Sie den Wein vorsichtig, ohne die Folie zu zerreißen, in die Backform und entfernen Sie die Essensreste in der Form mit einem Holzlöffel. Die Flüssigkeit aus der Pfanne sollte in einen Topf abgeseiht und zum Kochen gebracht werden; Anschließend etwa 5 Minuten köcheln lassen oder bis die Soße eingekocht ist. Das Hähnchen mit der Soße mit einem Löffel vermischen.

Tipps

- Weißwein kann durch Hühnerbrühe ersetzt werden.

Nachfolgend finden Sie einige wichtige Nährstoffinformationen

- 282 Kalorien
- 11g Fett
- 3 g Kohlenhydrate
- 35 g Protein

Glasiertes Hähnchen

- Zwanzig Minuten reichen für die Vorbereitung aus.

- Kochzeit: 2 Stunden

- Eine Stunde mehr Zeit

- Dauer: Drei Stunden 20 Minuten

- Acht Portionen

Zutaten

- Acht fleischige Hähnchenschenkel

- Vier Teelöffel Zucker und ein Esslöffel Salz

- ein Maß Honig, das einer Tasse entspricht

- 1 Tasse Vollorangensaft

- 1/2 Tasse weiche, ungesalzene Butter

- Zwei Orangen (geschält), 2 gehackte Knoblauchzehen, sieben Zweige frischer Rosmarin (optional)

- fein gemahlener schwarzer Pfeffer zum Würzen

Richtungen

- Bestreichen Sie das Hähnchen mit Salz und legen Sie es in eine große Glas- oder Plastikschüssel.

- In einer anderen Schüssel Honig, Orangensaft (einschließlich Fruchtfleisch), Butter, Rosmarin, Orangenschale, Knoblauch, Pfeffer und schwarzen Pfeffer vermischen. Marinieren Sie das Huhn in der Orangenmischung eine Stunde lang und bis zu einem Tag lang im Kühlschrank, abgedeckt mit Plastikfolie.

- Stellen Sie die Temperatur auf 350 Grad Fahrenheit (175 Grad C) ein.

- Verteilen Sie das Hähnchen in einer Schicht auf einem Bräter und beträufeln Sie es mit der Orangenmischung.

- Bitte stellen Sie es bei der richtigen Temperatur in den Ofen und backen Sie es 30 Minuten lang. Das Hähnchen im Bratensaft köcheln lassen und den Ofen auf 160 °C (325 °F) stellen. Nach etwa 90 Minuten sollte das Hähnchen eine satte orange-braune Farbe haben und am Knochen nicht mehr rosa sein, und der Saft sollte klar austreten, wenn man es anschneidet. Die Innentemperatur des dicksten Teils des Fleisches, der dem Knochen am nächsten liegt, sollte mindestens 165 °F erreichen, bevor es als durchgegart gilt (74 °C). Anmerkung des Kochs

- Normalerweise mische ich die restliche Orangenglasur in der Pfanne unter den Reis. Es kann auch abgeseiht und mit Maisstärke angedickt und dann über den Reis gegossen werden.

Nachfolgend finden Sie einige wichtige Nährstoffinformationen

- 775 Kalorien

- 40g Fett

- 36 g Kohlenhydrate

- 58 g Protein

Hähnchenkeulen

- Zehnminütige Vorbereitungszeit

- In 30 Minuten zubereitet

- Die Gesamtzeit, die dafür aufgewendet wird, beträgt 40 Minuten.

- Trommelstöcke für acht Personen.

Zutaten

- Trommelstöcke von 8 Hühnern

- 2 Esslöffel Öl aus Gemüse

- Paprika, ein Teelöffel

- einen halben Teelöffel Salz und einen halben Teelöffel schwarzen Pfeffer

- Ein halber Teelöffel Zwiebelpulver

- 1/2 TL. Knoblauchpulver

- ein halber Teelöffel Oregano

- Basilikum, ein halber Teelöffel

- 14 TL getrockneter Thymian

- ein viertel Teelöffel Cayennepfeffer

Richtungen

- Stellen Sie die Temperatur auf 400 Grad F (200 Grad C) ein. Eine Backform mit Alufolie auslegen.

- Legen Sie das Huhn in eine Plastiktüte, die sich verschließen lässt, und stellen Sie sicher, dass es eine Gallonengröße hat. Tragen Sie etwas Pflanzenöl auf das Huhn auf und kochen Sie es wie gewohnt. Bevor Sie den Beutel verschließen, reiben Sie das Öl in das Huhn ein.

- Füllen Sie eine kleine Schüssel mit Paprika, Salz, Pfeffer, Zwiebelpulver, Knoblauchpulver, Kräutern (Oregano, Basilikum, Thymian und Cayennepfeffer) und Gewürzen. In einer Schüssel mixen, bis alles gleichmäßig ist. Geben Sie das Hähnchen in eine Tüte und fügen Sie die Gewürzmischung hinzu. Wickeln Sie es ein und werfen Sie es auf den Mantel.

- Entsorgen Sie die Plastiktüte und legen Sie die Keulen auf das vorbereitete Backblech.

- Weitere 25 Minuten kochen, bis das Hähnchen in der Mitte nicht mehr rosa ist. Auf einem sofort ablesbaren Thermometer sollte es 165 Grad Fahrenheit anzeigen, wenn es nahe am Knochen platziert wird (74 Grad C).

- Heizen Sie den Grill vor und stellen Sie einen Rost etwa 15 cm von der Wärmequelle entfernt auf, um eine besonders knusprige Haut zu erhalten. Für maximalen Geschmack das Hähnchen 5 Minuten braten.

Nachfolgend finden Sie einige wichtige Nährstoffinformationen

- 168 Kalorien
- 7g Fett
- 2g Kohlenhydrate
- 19 g Protein

Pulled Pork

- Zubereitungszeit: 15 Minuten
- Das Kochen dauert 5 Stunden
- Zeitaufwand: 5 Stunden, 15 Minuten
- Als Portion können acht Sandwiches verwendet werden.

Zutaten

- 1/2 Gramm Pflanzenfett
- Gebratene Schweineschulter, ein kg
- Das Fleisch mit der Sauce vermengen und 1 Stunde kochen lassen.
- 1/2 Tasse Apfelessig
- 1/4 Tasse hellbrauner Zucker 1/2 Tasse Hühnerbrühe
- 1 Esslöffel Senf, verzehrfertiger gelber Senf
- Ein Esslöffel Worcestershire-Sauce

- Zwei Teelöffel Kreuzkümmel

- Zwei riesige Knoblauchzehen zerdrückt und eine extragroße Zwiebel, gehackt

- Getrockneter Thymian, eineinhalb Teelöffel

- Acht Hamburgerbrötchen voneinander trennen

- 2 EL. Butter, nach Belieben auch mehr

Richtungen

Geben Sie Öl auf den Boden eines Slow Cookers. Etwas Schweinefleisch langsam mit Barbecuesauce, Essig und Hühnerbrühe kochen. Chilipulver, Relish, Zwiebel, Knoblauch, Thymian und Worcestershire-Sauce untermischen. Zugedeckt 10–12 Stunden auf niedriger Stufe oder 4–6 Stunden auf hoher Stufe garen, oder bis sich das Schweinefleisch mit einer Gabel leicht zerteilen lässt.

Nehmen Sie das Pulled Pork aus dem Slow Cooker und zerkleinern Sie es mit zwei Gabeln. Anschließend das Pulled Pork zurück in den Slow Cooker geben und mit der Soße vermischen.

Stellen Sie sicher, dass die Hamburgerbrötchen innen gut gebuttert sind. Brötchen mit der Butterseite nach unten in einer Pfanne bei mittlerer Hitze goldbraun rösten. Pulled Pork mit Barbecuesauce vermischen und auf gerösteten Brötchen servieren.

Nachfolgend finden Sie einige wichtige Nährstoffinformationen

- 525 Kalorien

- 21g Fett

- 45 g Kohlenhydrate

- 31 g Protein

- Fünf Minuten Vorbereitungszeit

- In 10 Minuten zubereitet

- Der Countdown-Timer sagt: 15 Minuten

- Acht Portionen

Zutaten

- Eine gekühlte Dose Jumbo-Buttermilchkekse (16 Unzen)

- Zutaten: 1 (9,6 Unzen) Schachtel Jimmy Dean® Original Hearty Pork Sausage Crumbles

- eine viertel Tasse Mehl, zweieinhalb Tassen Milch und etwas frisch gemahlener schwarzer Pfeffer

Richtungen

Schalten Sie den Ofen ein und stellen Sie die Temperatur auf 175 °C (350 °F) ein. Auf einem nicht mit Butter bestrichenen Backblech die Kekse in einem Abstand von ein bis zwei Zentimetern voneinander trennen. Im vorgeheizten Backofen etwa 13 bis 15 Minuten goldbraun rösten.

In der Zwischenzeit die Wurst in einer großen Pfanne bei mittlerer Hitze etwa 5–6 Minuten braten, dabei regelmäßig wenden, um ein Ankleben zu verhindern.

Unter ständigem Rühren nach und nach das Mehl hinzufügen, bis alles vermischt ist. Unter ständigem Rühren nach und nach die Milch hinzufügen und die Soße zum Kochen bringen. Stellen Sie die Hitze auf mittlere bis niedrige Stufe und lassen Sie es weitere zwei Minuten kochen, dabei gelegentlich umrühren. Mit Salz und Pfeffer abschmecken.

Kekse lassen sich problemlos halbieren. Verteilen Sie vier Hälften auf vier Teller und geben Sie jeweils 1/3 Tasse Soße darauf.

Nachfolgend finden Sie einige wichtige Nährstoffinformationen

- 331 Kalorien
- 18g Fett
- 30 g Kohlenhydrate
- 9 g Protein

Kekse und Soße

- Zubereitungszeit: 20 Minuten
- In 40 Minuten geröstet
- Zeitaufwand im Stehen: 5 Minuten
- Eine Stunde und fünf Minuten Gesamtzeit
- Acht Portionen

Zutaten

- Frühstückswurst, lose, 1 Pfund.
- eine viertel Tasse Allzweckmehl
- Milch, 2 1/4 Tassen
- Zwei Teelöffel zerstoßener schwarzer Pfeffer und zwei Teelöffel koscheres Salz
- ein geschmeidiger Esslöffel Butter
- Nämlich: 6 große Eier
- Eine Dose gekühlter Keksteig (16,3 Unzen)
- Etwa 3 Tassen geriebener Käse aus Cheddar-Rinden

Richtungen

Schalten Sie den Ofen ein und stellen Sie die Temperatur auf 175 °C (350 °F) ein. Fetten Sie eine 9 x 13 Zoll große Auflaufform ein, einschließlich des Bodens und der Ränder.

Bereiten Sie in einer großen Pfanne mittlere bis hohe Hitze vor. Die Wurst einrühren und ca. 5 bis 7 Minuten erhitzen, bis sie braun ist, dabei mit der Rückseite eines Löffels zerbröseln.

Die Wurst bemehlen und die Hitze auf mittlere Stufe reduzieren. Während des Kochens eine ganze Minute lang weiterrühren. Rühren Sie die Milch ein und kratzen Sie dabei den Boden der Pfanne ab, um etwaige gebräunte Stücke zu lösen. Achten Sie darauf, dass Sie die Mischung etwa 7 Minuten lang häufig umrühren. Zum Würzen einen halben Teelöffel Salz und einen viertel Teelöffel Pfeffer verwenden. Nehmen Sie es vom Herd weg.

Die Eier in die Auflaufform schlagen und das restliche Salz und den Pfeffer unterrühren. Eine einzelne Schicht Keksviertel auf die Eier legen. Die Kekse sollten mit 1 1/2 Tassen geriebenem Cheddar bedeckt sein. Den Käse mit der Wurstsauce bestreichen. Mit dem restlichen Käse bedecken.

25–30 Minuten im vorgeheizten Ofen backen, bis sich Blasen bilden und braun werden. Vor dem Servieren 5 Minuten ruhen lassen.

Nachfolgend finden Sie einige wichtige Nährstoffinformationen

- 743 Kalorien
- 53g Fett
- 34 g Kohlenhydrate

- 32g Protein

Erbsensuppe

- Für die Zubereitung benötigen Sie 15 Minuten.

- Zubereitungs- und Kochzeit: 2 Stunden

- Verzögerung: 8 Stunden

- Insgesamt zehn Stunden und 15 Minuten

- Anzahl der Portionen: 6

Zutaten für Erbsensuppe

- Im Folgenden finden Sie eine Liste mit allem, was Sie für die Zubereitung einer köstlichen Erbsensuppe benötigen:

- Getrocknete Erbsen sind in der gleichen Abteilung zu finden wie getrocknete Bohnen und Reis.

- Die getrockneten Erbsen mindestens acht Stunden in kaltem Wasser einweichen. Zum Kochen der Suppe selbst werden zwei Liter kaltes Wasser benötigt .

- Der Schinkenknochen verleiht den Erbsen beim Kochen einen köstlichen Fleischgeschmack.

- Zwei Zwiebeln, drei Karotten, drei Stangen Sellerie und eine einzelne Kartoffel bilden die Gemüsekomponente.

- Dieses Rezept für Erbsensuppe erfordert neben anderen Gewürzen und Aromen Salz, schwarzen Pfeffer und getrockneten Majoran.

Wie man Erbsensuppe macht

Die detaillierten Anweisungen zur Zubereitung dieser Erbsensuppe finden Sie weiter unten. Hier finden Sie jedoch einen kurzen Überblick über das, was Sie erwarten können.

- Beginnen Sie mit der Zubereitung der Spalterbsen, indem Sie sie einweichen, abtropfen lassen und abspülen. Könnten Sie sie in einen Topf geben?
- Zweitens geben Sie Wasser, Schinkenknochen, Zwiebeln und Gewürze in den Topf.
- Anschließend die Hitze auf niedrige Stufe reduzieren und 90 Minuten köcheln lassen.
- Nehmen Sie das Fleisch vom Schinkenknochen und legen Sie es zurück in den Topf.
- Geben Sie das Gemüse hinein und kochen Sie es, bis es weich ist.

Erbsen: Eine Kurzanleitung zum Einweichen

Für eine schnellere Variante füllen Sie einen großen Topf mit Wasser und Erbsen und bringen Sie alles zum Kochen. Schalten Sie dann bitte den Herd aus, decken Sie den Topf ab und lassen Sie ihn eine Stunde lang stehen. Am besten vorher abtropfen lassen und ausspülen.

Anleitung zum Andicken von Erbsensuppe

Durch die Zugabe der Kartoffel sollte Ihre Erbsensuppe die ideale Dicke und Cremigkeit erreichen. Wenn die Suppe zu wässrig ist, können Sie sie mit Vollrahm (obwohl dies den Geschmack etwas verändern kann) oder einer Maisstärkebrei andicken.

Machen Sie eine Aufschlämmung, indem Sie einen Esslöffel Maisstärke und einen Esslöffel kaltes Wasser oder eine andere Flüssigkeit (Wein oder Brühe) verrühren. Unter die Suppe mischen, während sie köchelt, und unter gelegentlichem Rühren weiterkochen, bis die Suppe die gewünschte Konsistenz hat.

Erbsensuppe: Tipps zur Aufbewahrung

Erbsensuppe kann bis zu vier Tage im Kühlschrank aufbewahrt werden, wenn man sie vor dem Einlagern abkühlen lässt. Danach können Sie es im Ofen, in der Mikrowelle oder auf dem Herd aufwärmen.

Kann Erbsensuppe eingefroren werden?

Die Antwort ist ja. Erbsensuppe kann eingefroren werden.

Sie können Schinken- und Erbsensuppe bedenkenlos bis zu drei Monate im Gefrierschrank aufbewahren. Anschließend die gekühlte Suppe in wiederverschließbare Plastiktüten füllen und dabei etwas Platz lassen (die Suppe dehnt sich beim Gefrieren aus). Lassen Sie anschließend die Luft aus dem Beutel ab, verschließen Sie ihn und frieren Sie ihn im Gefrierschrank ein.

Zutaten

- 2 1/4 Tassen trockene Kichererbsen/Erbsen
- Zwei Gallonen eiskaltes Wasser und bei Bedarf noch mehr
- Schinkenhaxe (1,25 Pfund)
- In einer kleinen Schüssel zwei dünn geschnittene Zwiebeln vermengen.
- Eine Prise Salz und etwas schwarzer Pfeffer
- Majoran, etwa eine kleine Prise

- Zutaten: 1 gewürfelte Kartoffel, drei gehackte Karotten und drei gehackte Sellerie

Richtungen

Die getrockneten Erbsen in einem großen Suppentopf über Nacht 8 Stunden lang in kaltem Wasser einweichen. Dann sollten die Erbsen abgetropft, abgespült und wieder in die Pfanne gegeben werden.

Geben Sie einen Schinkenknochen, eine Zwiebel, Salz, Pfeffer und Majoran zusammen mit zwei Litern kaltem Wasser in einen Suppentopf. In einem abgedeckten Topf kochen, dann die Hitze reduzieren und unter regelmäßigem Rühren 1 1/2 Stunden köcheln lassen.

Sie können das Fleisch vom Schinkenknochen nehmen, ihn in Würfel schneiden und wieder in die Suppe geben, aber den Knochen darin lassen. Geben Sie einige Kartoffeln, Karotten und Sellerie hinein. Ohne Deckel 30–40 Minuten köcheln lassen oder bis das Gemüse gabelweich ist.

Nachfolgend finden Sie einige wichtige Nährstoffinformationen

- 308 Kalorien
- 2g Fett
- 56 g Kohlenhydrate
- 21 g Protein

Eine tolle Suppe

- Für die Zubereitung benötigen Sie 15 Minuten.
- Zeitaufwand für die Zubereitung: 1 Stunde und 30 Minuten
- Zeitaufwand: 1 Stunde und 45 Minuten

- Acht Portionen

Zutaten

- Vier Esslöffel Butter

- Zutaten: 1 Pfund getrocknete Erbsen, gewaschen, 1 Pfund gewürfelter Schinken, ein Lorbeerblatt, 1 Liter Hühnerbrühe, drei Stangen Sellerie, gehackt, 12 Zwiebeln, gewürfelt

- zweieinhalb Tassen Wasser , frisch gemahlener schwarzer Pfeffer nach Geschmack

Richtungen

Erhitzen Sie zunächst die Butter in einem großen Suppentopf bei schwacher Hitze. 5 bis 8 Minuten kochen und rühren, bis die Zwiebeln durchsichtig, aber nicht braun sind.

Erbsen, Schinken und Lorbeerblatt unterrühren. Geben Sie die Hühnerbrühe und das Wasser hinzu, rühren Sie um und reduzieren Sie die Hitze auf etwa 1 Stunde und 15 Minuten, bis die Erbsen weich und die Suppe eingedickt sind. Mischen Sie es von Zeit zu Zeit. Vor dem Servieren etwas Salz und Pfeffer nach Geschmack hinzufügen.

Nachfolgend finden Sie einige wichtige Nährstoffinformationen

- 372 Kalorien

- 13g Fett

- 35 g Kohlenhydrate

- 22g Protein

Erbsensuppe mit Schinken
- Zubereitungszeit: 20 Minuten

- Dritte und eine halbe Stunde zum Kochen

- Dauer: 3 Stunden und 30 Minuten

- Komplett mit 12 Portionen.

Zutaten

- Fleisch von 1 Schinkenknochen

- 2 1/2 Tassen gespaltene gelbe Erbsen

- Fünf gewürfelte Selleriestangen

- Gewürfelte Karotten und spanische Zwiebeln

- zwei Teelöffeln koscherem Salz würzen

- Zwei Esslöffel getrockneter Thymian

- Lorbeerblatt, eins (optional)

- Schwarzer Pfeffer, nach Geschmack (1 Prise)

Richtungen

Geben Sie Wasser in einen großen Topf und fügen Sie Schinkenknochen, Erbsen, Sellerie, Karotten, Zwiebeln, Salz, Thymian, Lorbeerblatt und Pfeffer hinzu. Bringen Sie die Zutaten zum Kochen und entfernen Sie dann mit einem Löffel eventuell entstehenden Schaum.

Reduzieren Sie die Hitze und decken Sie den Topf ab. Lassen Sie dabei eine Öffnung frei, damit etwas Flüssigkeit verdunsten kann. Während der nächsten drei Stunden unter regelmäßigem Rühren auf niedriger Stufe köcheln lassen, um sicherzustellen, dass die Erbsen gar sind und die Suppe dickflüssig ist.

Entfernen Sie den Schinkenknochen aus der Suppe und schneiden Sie das Fleisch in Stücke, um es wieder hineinzugeben.

Tipps

- Anstatt den restlichen Schinkenknochen zu verwenden, können Sie auch zwei geräucherte Schweinshaxen oder eine kleine Schinkenkeule verwenden.

- Die Suppe kann durch Zugabe von Wasser dünner und durch Abschöpfen von etwas Brühe mit einem Löffel dicker werden.

- Die Suppe wird etwa eine Sekunde lang mit einem Stabmixer püriert.

Nachfolgend finden Sie einige wichtige Nährstoffinformationen

- 170 Kalorien

- 1g Fett

- 31 g Kohlenhydrate

- 11 g Protein

Fleischklößchen

- Zeitaufwand für die Zubereitung: 30 Minuten

- In 30 Minuten zubereitet

- Dauer: 1 Stunde

- Acht Portionen

Zutaten

- Das Äquivalent von einem Pfund Hackfleisch

- Mischung: 1/2 Pfund Kalbshackfleisch, 1/2 Pfund Schweinehackfleisch

- ein paar Eier und eine Tasse frisch geriebener Romano-Käse

- Zwei gehackte Knoblauchzehen

- Mit Salz und frisch gemahlenem schwarzem Pfeffer abschmecken, 1 1/2 Teelöffel gehackte italienische glatte Petersilie

- Vier Scheiben frisches italienisches Brot, altbacken und zerbröckelt

- 1 1/2 Tassen Wasser mit Raumtemperatur

- (1 Liter) Olivenöl

Richtungen

Schweine-, Kalb- und Rindfleisch vermischen. Fügen Sie Salz, Pfeffer, Knoblauch, Petersilie, Käse und Eier hinzu.

Die Semmelbrösel untermischen, eine halbe Tasse Wasser hinzufügen, bis der Teig feucht ist, aber seine Form behält (ich verwende im Allgemeinen etwa 1 1/4 Tassen Wasser), dann zu Fleischbällchen rollen.

In einer großen Pfanne das Olivenöl bei mittlerer Hitze erhitzen. Fügen Sie die Fleischbällchen portionsweise hinzu und kochen Sie sie 10 bis 15 Minuten lang, bis sie von allen Seiten gebräunt, außen knusprig und durchgegart sind. Flüssigkeiten auf Papiertüchern entsorgen.

Tipps

Um zu verhindern, dass die Fleischbällchen während des Kochens auseinanderfallen, decken Sie die Pfanne, in der sie köcheln, ab, wenn die Mischung zu feucht ist.

Nachfolgend finden Sie einige wichtige Nährstoffinformationen

- 612 Kalorien

- 51 g Fett

- 5 g Kohlenhydrate

- 24g Protein

- Zehnminütige Vorbereitungszeit

- Kochzeit: 1 Stunde

- Zeitaufwand: 1 Stunde und zehn Minuten

- Acht Portionen

Techniken und Hinweise

Für noch mehr Geschmack erhöhen Sie die Würze um den Faktor zwei. Hühnchen kann in den letzten 1–2 Minuten des Garvorgangs gegrillt werden, aber behalten Sie es gut im Auge, da Gewürze leicht anbrennen.

Zutaten

- Küchenspray

- Acht Hähnchenschenkel mit Haut und Knochen

- Gewürze: je 14 Teelöffel Knoblauchsalz, Zwiebelsalz, getrockneter Oregano, zerstoßener Thymian und Paprika

- 1/4 Teelöffel gemahlener schwarzer Pfeffer

Richtungen

Schalten Sie den Ofen ein und stellen Sie die Temperatur auf 175 °C (350 °F) ein. Legen Sie Aluminiumfolie auf eine Backform und bestreichen Sie diese mit Kochspray. Hähnchenschenkel mit der Hautseite nach oben auf das Backblech legen.

Knoblauchsalz, Zwiebelsalz, Oregano, Thymian, Paprika und Pfeffer in einer kleinen Schüssel gründlich vermischen. Die Hähnchenschenkel großzügig mit der Gewürzmischung würzen.

Garen Sie das Hähnchen im vorgeheizten Ofen etwa eine Stunde lang oder bis die Haut knusprig ist, das Fleisch am Knochen nicht mehr rosa ist und der Saft klar austritt. Sofort ablesbare Thermometer, die in der Nähe des Knochens implantiert werden, sollten 74 °C (165 °F) anzeigen.

Tipps

Fügen Sie zusätzliche Gewürze hinzu, wenn Sie einen stärkeren Geschmack wünschen.

Hühnchen kann in den letzten 1–2 Minuten des Garvorgangs gegrillt werden, aber behalten Sie es gut im Auge, da Gewürze leicht anbrennen.

Nachfolgend finden Sie einige wichtige Nährstoffinformationen

- 187 Kalorien
- 10g Fett
- 1 g Kohlenhydrate
- 17 g Protein

Makaroni und Käse

- Fünf Minuten Vorbereitungszeit
- Zubereitungszeit: 45 Minuten
- 10 Minuten Verlängerung
- Dauer: 1 Stunde
- Dieses Rezept enthält 12 Portionen.

Zutaten

- 16-Unzen-Schachtel Cavatappi (Korkenzieher-Makkaroni)
- Butter im Wert von sechs Esslöffeln

- 12 Tassen Mehl

- 5 1/2 Tassen Milch aufteilen

- Geräucherter Gouda-Käse, gerieben (ca. 2 1/2 Tassen)

- Zerkleinerte zwei Tassen extra gereiften Cheddar

- Schweizer Käseäquivalent von anderthalb Tassen

- Geriebener Parmesankäse (1 1/2 Tassen) und trockene Semmelbrösel (12 Tassen)

- Ungefähr 1 Esslöffel Trüffelöl

Richtungen

Stellen Sie die Ofentemperatur auf 175 °C (350 °F) ein. Fetten Sie eine 9 x 13 Zoll große Auflaufform mit Butter ein.

Einen großen Topf mit Wasser leicht salzen und zum Kochen bringen. Cavatappi braucht 8 Minuten in kochendem Wasser, gelegentlich umgerührt, bis es fertig ist. Abfluss.

Ein riesiger Topf mit darin bei schwacher Hitze geschmolzener Butter. Mehl und Butter 30 Sekunden lang mit einem Schneebesen vermischen oder bis die Mischung eine dicke, pastenartige Konsistenz erreicht. Butter und Mehl mit den 2 Tassen Milch glatt rühren . Fügen Sie die restliche Milch hinzu und erhöhen Sie die Hitze auf mittelhoch; Unter Rühren kochen, bis die Sauce dick ist und fast kocht, 5-10 Minuten.

Gouda, Cheddar, Schweizer Käse und 1 Tasse Parmesan in der Milch unter Rühren schmelzen, bis eine cremige Sauce entsteht. Cavatappi mit der Käsesauce vermischen und die Form dann in den Ofen stellen.

In einer separaten Schüssel die restlichen Semmelbrösel und den Parmesankäse vermischen. Die Cavatappi-Mischung wird mit Semmelbröseln und Trüffelöl garniert.

Nach 30 Minuten im heißen Ofen knusprig und sprudelnd. Warten Sie zehn Minuten, bis es abgekühlt ist, bevor Sie es servieren.

Nachfolgend finden Sie einige wichtige Nährstoffinformationen

- 563 Kalorien
- 33g Fett
- 41 g Kohlenhydrate
- 27 g Protein

Käse und Makkaroni

- Zubereitungszeit: 20 Minuten
- Die durchschnittliche Kochzeit beträgt 20 Minuten.
- Zeitaufwand: 40 Minuten
- Ergiebigkeit: 9 Portionen

Zutaten

- 1/2 eines Standardbehälters (8 Unzen) Ellbogenmakkaroni
- Ergibt 1 Tasse geriebenen Käse pro Portion Camembert
- 1/4 Block Provolone-Käse
- Mozzarella-Käse, gerieben (für 1 Tasse)
- 1 Tasse geriebener Colby-Monterey-Käse. Das ist ein guter alter Jack-Käse
- Ein verquirltes Ei und eine Tasse Milch

Richtungen

Kochen Sie zunächst etwas Wasser in einem großen Topf und würzen Sie es vorsichtig mit Salz. Kochen Sie die Makkaroni in kochendem Wasser 8-10 Minuten lang, bis sie „al dente" sind, und lassen Sie sie dann abtropfen.

Stellen Sie die Ofentemperatur auf 175 °C (350 °F) ein und bestreichen Sie eine 20 x 20 cm große Auflaufform leicht mit Butter.

Bedecken Sie den Boden der Auflaufform mit dem geriebenen Cheddar-Käse. Als nächstes legen Sie eine kleine Schicht Makkaroni darauf. Die erste Schicht Makkaroni sollte mit Provolone-Käse, Mozzarella und einer letzten Schicht Makkaroni belegt werden. Als nächstes etwas Colby-Monterey-Jack-Käse darüber verteilen. Als nächstes das Ei verstreuen und dann die Milch hinzufügen.

20 Minuten im heißen Ofen backen, bis sich Blasen bilden und gebräunt sind.

Nachfolgend finden Sie einige wichtige Nährstoffinformationen

- 261 Kalorien
- 14g Fett
- 10 g Kohlenhydrate
- 15 g Protein

Tofu-Häppchen

- Für die Zubereitung benötigen Sie 15 Minuten.
- Benötigte Zeit: 15 Minuten
- Zusätzlich sind 8 Stunden und 10 Minuten erforderlich.
- Zeitaufwand: 8 Stunden und 40 Minuten
- Dieses Rezept ergibt 20 mundgerechte Tofustücke. Somit versorgt es 20 Personen.

Zutaten

- (1) 8-Unzen-Packung extrafester Tofu

- Maisstärke, 4 Esslöffel

- 4 EL gesüßte oder ungesüßte Reismilch

- 1/4 Tasse Panko-Semmelbrösel

- Eine Prise Knoblauchpulver, etwa 1/8 Teelöffel

- Eine Prise Paprika

- Etwas Zwiebelpulver, etwa 1/8 Teelöffel

- 1/4 Teelöffel gemahlene Muskatnuss

- vegane Buffalo-Wing-Sauce (ca. 2/3 Tasse, wie Frank's®)

Richtungen

Nehmen Sie den Tofuwürfel aus dem Behälter und schütten Sie die Flüssigkeit weg. Wickeln Sie den Tofu in ein Käsetuch, legen Sie ihn auf eine Platte und beschweren Sie ihn etwa 10 Minuten lang mit einem schweren Topf, um so viel Flüssigkeit wie möglich zu extrahieren. Nehmen Sie das Käsetuch vom Tofu und schneiden Sie ihn in 20 Stücke von jeweils 2,5 cm Größe. Bitte geben Sie es in ein Glas, das in den Gefrierschrank gestellt werden kann, und lassen Sie es 8 Stunden oder über Nacht abkühlen.

Nehmen Sie gefrorenen Tofu und legen Sie ihn auf Papiertücher oder ein trockenes Käsetuch. Anschließend empfehlen wir, es trocken zu tupfen.

Während der Tofu auftaut, sollte die Maisstärke in einen wiederverschließbaren Plastikbeutel gegeben werden. Dann etwas Reismilch in eine kleine Schüssel geben.

Beginnen Sie damit, eine Heißluftfritteuse auf 190 °C (375 °F) vorzuheizen.

Verschließen Sie den Beutel mit der Maisstärke und schütteln Sie ihn, um den Tofu gleichmäßig zu bedecken. Nehmen Sie den Tofu auseinander und weichen Sie ihn dann in Reismilch ein.

Legen Sie die Maisstärkesplitter in einen wiederverschließbaren Plastikbeutel und fügen Sie die Semmelbrösel, die Gewürze und die restliche Maisstärke hinzu. Zum Kombinieren schütteln. Geben Sie den Tofu einzeln in den Beutel mit den Semmelbröseln zurück. Klopfen Sie das Tofustück vorsichtig auf die Arbeitsflache, um die überschüssige Beschichtung zu entfernen, und schütteln Sie dann den Beutel, bis der Tofu rundherum gleichmäßig bedeckt ist.

Beschichten Sie den Tofu und legen Sie ihn in den Korb der Heißluftfritteuse. 10 Minuten kochen lassen. Durch Schütteln des Korbes können die Bruchstücke gelöst werden. Weitere 3 Minuten kochen lassen oder bis es braun ist.

Gebratene Tofustücke mit einer dritten Tasse Buffalo-Sauce vermischen. Die restliche Buffalo-Sauce über den Tofu träufeln und vermengen, bis er bedeckt ist. Gleich anrichten.

Tipps

Einer der Schlüssel zum Erfolg dieses Rezepts ist das Einfrieren des Tofus vor der Verwendung, um ihm eine zähe Konsistenz zu verleihen.

Nachfolgend finden Sie einige wichtige Nährstoffinformationen

- 33 Kalorien
- 2g Fett
- 5 g Kohlenhydrate
- 3g Protein

Gegrillter Tofu

- Zehnminütige Vorbereitungszeit

- Benötigte Zeit: 15 Minuten

- Eine Stunde Verlängerung

- In 1 Stunde und 25 Minuten erledigt

- Das Rezept reicht für sechs Portionen oder zwölf Scheiben.

Zutaten

- 2 abgetropfte 14-Unzen-Behälter mit extra festem Tofu

- 1/3 Tasse Balsamico-Essig

- 1/2 Tasse natriumarme Sojasauce

- 14 Tassen Pflanzenöl

- 1/4 Teelöffel Zwiebelpulver

- Ein halber Teelöffel koscheres Salz

- Ein halber Teelöffel rote Paprikaflocken (optional)

- ein halber Teelöffel getrockneter Oregano, Thymian oder Majoran (optional)

- eine Prise schwarzer Pfeffer

Richtungen

Den Tofu auf einer Platte anrichten und mit einem weiteren Tofu belegen. Legen Sie dann ein 3 bis 5 Pfund schweres Gewicht darauf. Nach 20–30 Minuten Pressen kann die Flüssigkeit aus dem Tofu abgelassen und weggeworfen werden.

In der Zwischenzeit in einer separaten Schüssel Sojasauce, Essig, Olivenöl, Knoblauchpulver, Salz, Cayennepfeffer, Majoran und schwarzen Pfeffer vermischen. Es wäre hilfreich, wenn Sie den Tofu auf einem Teller backen würden, nachdem Sie jeden Block quer in sechs gleichmäßige Scheiben geschnitten haben. Marinieren Sie den Tofu 30 Minuten lang oder bis zu 48 Stunden lang im Kühlschrank, indem Sie die Marinade darüber gießen und umrühren, bis er bedeckt ist. Es gibt einen Längenvorteil, aber auch eine kürzere Variante funktioniert einwandfrei.

Bringen Sie den Holzkohle- oder Gasgrill in Schwung. Reduzieren Sie die Hitze auf mittlere Stufe und fetten Sie den Grill leicht ein.

Schütteln Sie überschüssige Marinade vom geschnittenen Tofu und bereiten Sie daraus eine Soße zu. Drehen Sie den Tofu während der 10 bis 15 Minuten langen Garzeit auf dem heißen Grill einmal um, bis er gut gebräunt ist. Legen Sie den Tofu auf einen Teller und decken Sie ihn mit Folie ab, um ihn warm zu halten.

Die übrig gebliebene Marinade kann durch 2-minütiges Kochen auf etwa 1 Tasse reduziert werden. Über heißem, warmem oder zimmerwarmem Tofu servieren.

Tipps

Um zu verhindern, dass der Tofu festklebt, warten Sie 5 Minuten, bevor Sie ihn drehen, und lösen Sie ihn mit einem Spatel in Form eines Pfannkuchenwenders vom Rost.

Nachfolgend finden Sie einige wichtige Nährstoffinformationen

- 222 Kalorien
- 16g Fett
- 6 g Kohlenhydrate
- 11 g Protein

Gebratener Heilbutt
- Für die Zubereitung benötigen Sie 15 Minuten.
- In 10 Minuten zubereitet

- Allgemeine Laufzeit: 25 Minuten
- Menge pro Portion: 4

Zutaten

- Frittieröl
- Zwei geschlagene Eier und eine viertel Tasse Milch
- 1 EL. Mehl jeglicher Art
- 1/2 einer 8-Unzen-Tüte Panko-Semmelbrösel
- 1/2 Tasse Semmelbrösel (gewürzt)
- Heilbutt, 1 Pfund, in 2-Zoll-Stücke gewürfelt

Richtungen

Öl in einer Fritteuse oder einem großen Topf auf 175 °C vorheizen. In einer breiten Schüssel Mehl, Eier und Milch vermischen. Die Panko-Semmelbrösel und die gewürzten Semmelbrösel in einer separaten Schüssel vermischen.

Bestreichen Sie beide Seiten des Heilbutts mit der Eimischung und drücken Sie ihn dann vorsichtig in die Semmelbrösel. Den Heilbutt in Semmelbröseln auf einer Platte anrichten, ohne ihn zu stapeln. Dieser Vorgang sollte mit dem restlichen Heilbutt wiederholt werden. Den Heilbutt vorsichtig portionsweise in das erhitzte Öl geben. 4–5 Minuten braten oder bis die Außenseite goldbraun und knusprig ist. Auf einer mit Papiertüchern ausgelegten Platte abtropfen lassen. Der übrig gebliebene Heilbutt sollte dem gleichen Prozess noch einmal unterzogen werden.

Die Nährwertangaben für dieses Gericht werden aus der Gesamtmenge der Panierzutaten berechnet. Daher variiert die Menge des verzehrten Brotes. Der Nährwert von Frittieröl wurde anhand eines Retentionswerts von 10 % nach dem

Kochen berechnet. Die genaue Menge hängt von der Gardauer und -temperatur, der Dichte der Zutaten und der Art des verwendeten Öls ab.

Nachfolgend finden Sie einige wichtige Nährstoffinformationen

- 1085 Kalorien
- 92g Fett
- 32 g Kohlenhydrate
- 31 g Protein

Heilbutt

- Zehnminütige Vorbereitungszeit
- In 10 Minuten zubereitet
- Hinzugefügte Zeit: 2 Stunden
- Zwei Stunden Zeit. 20 Minuten
- Dieses Rezept enthält sechs Portionen.

Zutaten

- Heilbuttfilets, je 6 Unzen
- 2 EL. Limettensaft 2 EL. Olivenöl
- getrockneter Thymian, ein halber Teelöffel
- 1/2 TL. getrocknetes Basilikum
- 1/4 Teelöffel getrockneter Oregano
- 1/25 eines frischen Rosmarinblattes

Richtungen

Etwas Heilbutt filetieren und etwa einen Zentimeter tief in eine Auflaufform legen. Olivenöl, Limettensaft, Thymian, Basilikum, Oregano und Rosmarin sollten in einer Schüssel vermischt werden. Fisch kann zwei bis vier Stunden lang mariniert werden, nachdem er mit Marinade übergossen, abgedeckt und gekühlt wurde.

Bereiten Sie auf dem Grill ein mittleres Feuer vor. Bewegen Sie den Rost 10–15 cm vom Feuer entfernt.

Bestreichen Sie den Grillrost mit Öl. Nehmen Sie den Heilbutt aus der Schüssel und werfen Sie die Marinade weg. Der Fisch sollte auf jeder Seite 5 Minuten lang gegart werden oder bis er mit einer Gabel zerfällt, bis er zerfällt.

Notiz

In die Nährwertanalyse dieses Gerichts geht die gesamte Menge der Marinadenbestandteile ein. Die verwendete Marinade variiert je nach Marinierdauer, Zusammensetzung, Kochtechnik usw.

Nachfolgend finden Sie einige wichtige Nährstoffinformationen

- 227 Kalorien
- 6g Fett
- 2g Kohlenhydrate
- 34g Protein

Wels

- Sie benötigen 30 Minuten, um sich fertig zu machen.
- In 12 Minuten zubereitet
- Zeitaufwand: 42 Minuten
- Anzahl der Portionen: 4 Menge pro Portion: 4

Zutaten

- Zerkleinerte Tortillachips schmecken nach Ranch, 1 Tasse
- Chilipulver (1/2 Teelöffel) oder Salz und Pfeffer abschmecken
- Ein Ei verquirlt
- ein Esslöffel Öl zum Kochen
- Vier gereinigte und getrocknete Welsfilets (je 8 Unzen)

Richtungen

Stellen Sie die Ofentemperatur auf 230 °C (450 °F) ein. Bereiten Sie ein Backblech vor, indem Sie es vorsichtig mit Kochspray einsprühen und es mit Aluminiumfolie auslegen. Zerkrümelte Chips, Chilipulver, Salz und Pfeffer auf einem kleinen Teller vermischen.

Ei und Öl in einer separaten Schüssel vermischen. Den Wels mit der Ei-Öl-Mischung und dann mit den Chips bestreichen. Legen Sie die Welsfilets in einer Schicht auf ein mit Folie ausgelegtes Backblech und geben Sie dann die restliche Pommes-Frites-Mischung darauf. Nach zehn bis zwölf Minuten im vorgeheizten Ofen erhalten Sie flockiges, innen weißes Welsfleisch.

Nachfolgend finden Sie einige wichtige Nährstoffinformationen

- 382 Kalorien
- 21g Fett
- 4 g Kohlenhydrate
- 34g Protein

Ein proteinsparendes modifiziertes Fasten ist eine sehr kalorienarme, proteinreiche Diät, die Kohlenhydrate und Fett einschränkt, um Gewicht zu reduzieren. Einige Untersuchungen haben gezeigt, dass es kurzfristig zur Gewichtsreduktion und zu anderen gesundheitlichen Vorteilen, einschließlich einer Senkung des Blutzuckers, des Cholesterinspiegels und des Blutdrucks, beitragen kann.

Andererseits kann es letztendlich zu Nährstoffmangel und Gewichtszunahme kommen. Daher ist es auch ratsam, die Anwendung unter der Aufsicht eines Gesundheitsexperten durchzuführen, um sicherzustellen, dass Sie den größtmöglichen Nutzen daraus ziehen und angesichts der strengen Auflagen die geringstmöglichen Nebenwirkungen haben.